LE

DEVOIR DES MÈRES

PETIT MANUEL D'HYGIÈNE

PHYSIQUE ET MORALE

Par M G. DE FAJOLE

DOCTEUR EN MÉDECINE, MÉDECIN DE L'HOSPICE DES VIEILLARDS
ET DE L'HÔTEL-DIEU DE LA VILLE DE SAINT-GENIEZ, MEMBRE
DE PLUSIEURS SOCIÉTÉS SAVANTES

PARIS
V. Adrien DELAHAYE, LIBRAIRE-ÉDITEUR
Place de l'Ecole de Médecine, 25
1877

LE
DEVOIR DES MÈRES

RODEZ, IMPRIMERIE Vᵉ E. CARRÈRE.

LE

DEVOIR DES MÈRES

PETIT MANUEL D'HYGIÈNE

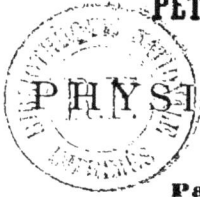

PHYSIQUE ET MORALE

Par M G. DE FAJOLE

DOCTEUR EN MÉDECINE, MÉDECIN DE L'HOSPICE DES VIEILLARDS
ET DE L'HÔTEL-DIEU DE LA VILLE DE SAINT-GENIEZ, MEMBRE
DE PLUSIEURS SOCIÉTÉS SAVANTES

PARIS

V. Adrien DELAHAYE, LIBRAIRE-ÉDITEUR

Place de l'Ecole de Médecine, 25

1877

AVANT-PROPOS.

—

Ce petit livre est le fruit de mes réflexions sur les causes, l'état et le traitement de la plaie vive, que les économistes modernes, et surtout les membres des sociétés protectrices de l'enfance, ont signalée dans le sein de la population française.

Ce mal n'est autre que le résultat de l'oubli, de la négligence, ou de l'accomplissement vicieux des devoirs de la maternité.

J'ai pensé qu'en donnant à la première partie de ce travail une forme plutôt littéraire que scientifique, j'aurais quelques chances de plus d'obtenir la propagation de mes idées sur ce sujet. Si je me suis trompé sur ce point, le lecteur en jugera.

Quant à la partie dogmatique de mon travail, je puis sans vanité la donner comme bonne et digne de toute confiance ; car elle n'est que l'exposé méthodique des opinions actuelles les plus raisonnables et les plus autorisées.

Tout au plus me suis-je permis de corriger ce que celles-ci me paraissaient avoir de trop formaliste et d'excessif, et d'y ajouter du mien ce qu'une expérience déjà longue m'a fait trouver et me fait conserver d'excellent.

INTRODUCTION

—

LA MÈRE ET LA NOURRICE

Il était quatre heures du soir, et le train express filait rapidement sur la voie de Paris à Orléans.

Dans un wagon réservé de première classe, une dame richement mise, quoique sa toilette parût aux yeux exercés se ressentir de la rapidité de ses apprêts, attirait l'attention de ses compagnes de voyage par l'altération de ses traits, dénotant la préoccupation évidente de son esprit. Tantôt elle mettait la tête à la portière, et ne trouvant pas ce qu'elle cherchait, elle échangeait quelques mots rapides avec la femme qui l'accompagnait ; tantôt elle rêvait immobile et de ses yeux baissés on aurait pu voir quelques larmes s'échapper ; parfois enfin, elle sortait de son sac un papier qu'elle parcourait avec anxiété, puis elle semblait demander avis à sa compagne, et reprenait ensuite son attitude désolée.

Que contenait ce papier si souvent et si fièvreusement interrogé ?... C'était une lettre timbrée d'une des stations du chemin de fer, sur lequel voyageait en ce moment notre héroïne, et voici ce qu'elle contenait :

« Lors de votre dernier voyage à la cam-
» pagne, il y a déjà quelques mois, vous
» m'aviez prié, Madame, de me tenir à la dis-
» position de la nourrice que vous aviez choi-
» sie pour votre enfant. Quatre mois s'étaient
» écoulés, et je n'avais pas eu de ses nouvel-
» les, ce qui me donnait tout droit de suppo-
» ser à votre petite fille la meilleure des
» nourrices, et la plus heureuse des santés.
» Hier une consultation avec un confrère
» éloigné m'amena dans le village de C.. où
» je ne vais que rarement. Là, votre recom-
» mandation revint à mon esprit, et je me pro-
» mis d'aller prendre des nouvelles de la
» chère enfant. Hélas ! Madame, je dois vous
» le dire, je fus bien péniblement surpris.
» J'eus grand peine à la reconnaître dans
» l'être grêle et chétif qui d'ailleurs ne me fut
» montré qu'à regret.
» Les questions que je fis à la nourrice
» restèrent sans résultat satisfaisant. Celle-
» ci se plaignit de la mauvaise santé de son

» nourrisson, parla des peines qu'elle se
» donnait pour lui; ce fut tout. Mais je ne pou-
» vais m'en tenir là; je pris quelques rensei-
» gnements au dehors, et bientôt j'eus acquis
» la certitude, que la femme à laquelle vous
» aviez confié cette chère existence n'avait
» aucun droit à votre confiance, et qu'elle ne
» pouvait fournir à votre enfant la seule
» nourriture qui pût en ce moment lui con-
» venir. Je résolus alors de vous prévenir.

» Allez au village de C... voyez votre fille,
» et si vous m'en croyez, sortez-la de cette
» maison où je ne la crois pas bien placée.
» Voyez si vous pouvez trouver une meil-
» leure nourrice à lui donner, un véritable
» sein maternel à lui offrir, et regardez-moi
» d'ailleurs en cette occasion, comme en
» toute autre, toujours prêt à vous aider,
» madame, de mes conseils et de mon appui

» VALENS, doct-méd. à P. »

Nous avons maintenant le mot de l'énigme,
et nous pouvons comprendre l'angoisse qui
serrait le cœur de Mme Dorval. Elle était
mère, et le sentait sérieusement aujourd'hui
pour la première fois. Quelques mots suffiront pour faire comprendre cette apparente
anomalie.

Elevée d'abord dans une pension élégante,
ensuite auprès d'une mère coquette, elle

1.

n'avait d'abord vu dans le monde que la
vie des salons, et dans le mariage que l'occasion de plus de luxe et de plus de liberté.
Aussi se laissa-t-elle facilement persuader,
quand un parti se présenta, et laissa-t-elle
tomber sa main dans celle du riche banquier
Dorval, qui ne lui demanda qu'une part convenable d'affection, et qui lui fit prendre
dans ses brillantes réceptions, un goût encore plus vif pour les plaisirs, et la vie
dissipée du grand monde.

La maternité qui la surprit dans ce tour-
billon ne lui parût qu'une charge ennuyeuse,
dont il fallait au plus tôt esquiver les obligations.

L'enfant débarbouillée, les premiers baisers reçus, fut par l'intermédiaire d'un cour-
tier de nourrices, placée dans un village, où
sa mère la vit deux fois le premier mois, une
fois le second, et où, je crois, elle faillit
l'oublier depuis.

C'est dans cet état d'oubli des véritables
devoirs de la femme, que vint la surprendre
la lettre du docteur Valens. Elle rentrait de
la promenade, et c'est à peine si, sa lecture
achevée, elle se sentit émue.

« Bébé est malade, dit-elle à sa femme de
chambre, il faudra l'aller voir, et prévenir le
docteur, qui s'alarme un peu trop, je crois.
Arrangez-moi, dit-elle, je dois recevoir tan-

tôt. » Cependant elle ne donnait qu'une attention distraite aux préparatifs de sa toilette, la
dérangeait et s'irritait sans motif.

« Avez-vous jamais vu de petits enfants
malades, dit-elle tout à coup à sa femme de
chambre ?—Oh ! Madame, j'ai bien longtemps
soigné ma petite sœur, et je l'ai vu mourir..,.
—Mourir, que dites-vous ? mourir... de sorte
que si ma petite Louise était bien malade,
elle mourrait peut-être aussi... et je suis
ici !... et je me fais parer... oh ! la mauvaise
mère que je suis ! mais à quoi donc ai-je
pensé jusqu'ici ?... Faites parvenir une dépê-
che au docteur, pour qu'il me trouve au sortir du wagon !.. faites atteler la voiture ; on
préviendra Monsieur ; mais hâtez-vous de
m'habiller.. vous n'en finirez pas. Arriverons-
nous à temps pour prendre le train ?.. Ah ! voici
les chevaux... suivez-moi.... partons !..... »

C'est ainsi que fut résolu ce voyage ; et
certes il est facile de comprendre combien
un trajet relativement court parut long à
madame Dorval ; on arriva pourtant. Le docteur se trouvait à la gare, et la distance qui
séparait la station du village, se trouva bientôt parcourue, dans la voiture qu'il avait
amenée. Valens, qui connaissait sa cliente
fut tout étonné de trouver des inquiétudes si
vives dans un esprit qu'il avait connu si
léger. Il fut obligé de la rassurer, et lorsqu'ils

eurent atteint l'enclos de la nourrice, madame Dorval avait repris une partie de son sang-froid.

La nuit commençait à tomber, et ce fut sans être aperçus qu'ils parvinrent jusqu'à la porte de la maison.

Encore un pas, ils allaient soulever le loquet, lorsque des cris d'enfant, et des éclats de voix frappèrent leurs oreilles et les arrêtèrent un instant.

L'enfant poussait des cris perçants, et d'abord la nourrice secouait vigoureusement le berceau ; le rhythme saccadé du choc du bois sur le plancher indiquait suffisamment à des oreilles exercées l'impatience de la berceuse. Tout doute d'ailleurs allait bientôt être levé. « Veux-tu finir, mauvaise fille, criait la nourrice ; tu m'agaces à la fin ; je te flanque là. » L'innocente redoublait ses cris plaintifs ; aussi l'exécution de la menace ne se fit-elle pas longtemps attendre : « Crie, crie bien à ton aise maintenant, adieu, je m'en vais. » Et la nourrice allait ouvrir la porte, lorsque celle-ci cédant sous l'impulsion des voyageurs, les deux femmes se trouvèrent en présence.

« C'est ainsi que vous traitez l'enfant que je vous ai confiée, mauvaise femme !... quoi ! vous alliez l'abandonner, vous méprisez ses cris plaintifs, vous n'avez donc pas de cœur !...

— Tiens, c'est vous, Madame, dit la paysanne un moment surprise et confondue,
et d'où sortez-vous donc comme ça ?.....
m'est avis qu'en fait de femmes qui aban-
donnent les enfants, faut demander d'a-
bord compte à la mère. C'est celle-là qui a
du cœur !... hein ! qu'en dites-vous ?... et
comment appelle-t-on les mères comme
vous à Paris ?... »

Madame Dorval reçut en plein cœur le re-
proche grossier de la nourrice ; elle pâlit et
s'appuyant sur le premier meuble à sa portée :
« C'est justice, je l'ai mérité, docteur, dit-
elle. » Mais sa défaillance ne dura qu'un instant. Presque aussitôt elle était au pied du
berceau de sa fille, et couvrant de baisers
sa petite figure souffrante. « Oui, disait-elle,
je t'abandonnais, j'étais une mauvaise mère ;
je demandais à des soins mercenaires ce
que peut à peine donner le cœur maternel :
pardonne-moi, ma petite ange ; je ne te quit-
terai plus. Docteur, partons vite d'ici.

— Oui, Madame, dit le docteur, partons,
mais avez-vous pensé à ce que vous pourrez fournir à cette enfant ?..... elle a pourtant besoin d'une nourrice ; pourrons-nous
la trouver sans autre délai ?..... Mais, j'y
songe, allons, je puis vous être encore
utile ici ; partons. — Et mon argent fit la
paysanne. — Voilà ma bourse, dit la mère,

elle contient plus que ce que vous auriez pû gagner encore ; je ne puis rien vous reprocher, je l'avoue : je suis la seule en faute. Oh ! vite, docteur, emmenez-moi d'ici. » Et tout en prononçant ces mots entrecoupés de sanglots, la pauvre femme emportait dans la voiture l'enfant qui, toute surprise de ce tumulte et de ce mouvement imprévu, depuis un instant, avait cessé ses cris.

« Et maintenant, dit madame Dorval au docteur, où me conduisez-vous ?... — Chez moi, dit Valens, allons d'abord au plus pressé. »

Pour nous, pendant que la voiture emporte la mère et le docteur, qu'il nous soit permis d'éclairer le lecteur sur ce dernier personnage qui va devenir le principal acteur de notre petit drame et l'auteur improvisé de cet utile travail.

Fixé depuis quelques années au village de P..., Valens y avait acquis une réputation solide de médecin habile et d'honnête homme. Mais son caractère intime y était diversement jugé. C'est un original, disaient ceux et surtout celles qui croyaient nécessaire d'adopter les moindres exigences de la mode et de la coutume. C'est un homme primitif, disaient les hommes sérieux. Ses ennemis, car sa franchise avait pu, sans qu'il le voulut, blesser quelqu'un, le traitaient entre eux de mécontent et d'ambitieux secret.

Le fait est que, pour ceux qui le connais-
saient bien, et le nombre de ces derniers
était heureusement fort grand, il n'était
rien autre qu'un homme droit, simple de
manières, scrupuleux et s'instruisant toujours, mais peut-être incapable de faire au
goût de son temps, de légères, mais quelquefois indispensables concessions.

Il n'était pas du reste né dans le pays, et
ne s'y était établi, qu'après avoir essayé de
fixer dans son pays natal, trop pauvre pour
un médecin sans capital, la fortune qu'il avait,
au bout de peu de temps jugé complètement
impossible d'y rencontrer. Et si je parle de
fortune, ce n'était pas les grosses économies
qu'il demandait. Non, mais il voulait vivre
suivant son rang et sa profession.

Il est vrai que les charges de sa maison
avaient été bientôt augmentées par la naissance de deux enfants, que lui avait donnés
une femme choisie selon son goût, et même,
faiblesse de savant convaincu, d'après les
règles d'une prévoyante hygiène domestique.
Au point où la prend ce récit, c'était une
femme robuste et jeune encore, nourrissant
elle-même son troisième enfant, et ne laissant pour cela même en souffrance aucun
des devoirs de la mère de famille et de la
maîtresse de maison.

« Pourquoi venez-vous nous voir si rarement, et demeurez vous si peu ?... lui disait Madame Dorval, quand elle habitait la campagne, nous vous voyons avec tant de plaisir. — Je vous sais gré, Madame, répondait-elle de l'honneur que vous me faites ; mais si je restais longtemps hors de la maison, que deviendraient mes enfants ?... Qui veillerait sur eux ?... Et mon mari, quand il rentre de ses courses quotidiennes, que dirait-il, s'il ne me trouvait pas au foyer ?...,» répondait la jeune femme, non sans attirer sur elle et sur son sort, quelques sourires compatissants.

« Que faites-vous de votre femme ?... disait-on aussi quelquefois à Valens. Nous finirons toutes par vous croire horriblement jaloux. — De la paix et du bonheur domestique, oui madame, et j'y tiens beaucoup. Savez-vous qu'un pareil trésor ne doit pas être légèrement exposé, et qu'on n'est pas trop de deux pour le garder. »

Au point où commence notre petite histoire, l'habitude en était prise ; Madame Valens était définitivement classée parmi les ménagères incorrigibles, et son mari traité de célèbre original.

« Et maintenant, dit madame Dorval, au docteur, lorsqu'elle eut pû reprendre tout son sang froid, que dites-vous de ma fille et que pourrai-je faire pour elle ? Hélas ! je ne puis que me comparer à ces serviteurs inutiles de

la parabole, qui pour n'avoir pas su profiter
à temps des moyens que Dieu leur a dépar-
tis, doivent être condamnés à d'éternels ,
mais inutiles regrets.

—Tout n'est pas perdu, Madame, rassurez-
vous ; si je ne me trompe, votre enfant ne
souffre que du défaut d'une bonne nourrice ;
celle que nous venons de quitter, n'avait
plus rien à lui donner, et fatiguait son estomac
encore si délicat par une nourriture trop
grossière et trop forte, que cet organe ne
pouvait supporter, et qui passait sans être
digérée. Nous arrangerons tout pour le mieux,
ayez confiance en moi, faites prendre en
attendant à l'enfant quelques gouttes de ce
lait dont je me suis muni, nous serons bientôt
chez moi. »

L'enfant prit tant bien que mal son parti
jusqu'à leur arrivée.

Madame Valens reçut les voyageurs et prit
d'abord dans ses bras l'enfant qui lui fût
tendu.

Le dîner allait être servi ; deux beaux
enfants quittèrent la table pour courir au
devant de leur père ; le troisième dormait
dans son berceau.

« As-tu bien mis tous les couverts, dit le
docteur ? — Sans doute, attendez vous encore
quelqu'un ?..

—Nous n'attendons personne ; mais tu tiens

dans tes bras le second invité. Seulement,
ce n'est pas une assiette qu'il lui faut ; il se
passera fort bien de ce meuble ordinaire,
pour peu que tu veuilles bien toi-même lui
présenter le potage. Allons, je crois qu'il
doit être le premier servi. En deux mots, et
sans plaisanterie, ma bonne et vaillante
femme, voici quelle est la situation. Il nous
faut un jour ou deux pour chercher une
bonne nourrice et j'ai compté..... — Oh!
docteur, c'est trop. Madame, je ne permettrai
pas..... — Bon, ce n'est que cela, dit en
riant Madame Valens, ... Pourvu que le
régal soit au goût de l'invité !.... — Oh!
voyez-le, dit Valens, comme il approche déjà
ses petites mains de la nappe ; ou je me
trompe fort, ou nous le verrons bientôt endormi là dessus. — Que vous êtes tous bons,
et comment vous remercierai-je ?.. — Vous
y songerez plus tard, madame. Oh! comme
il y va !.. Je vois que votre chère enfant
n'avait, à n'en plus douter, besoin que d'un
changement de régime. »

Qu'ajouterai-je ?.. C'était bien là le véritable diagnostic. L'enfant s'endormit bientôt dans les bras de sa nourrice improvisée
Sa petite figure souffreteuse était maintenant
calme et déjà reposée.

Quels souvenirs et quels regrets passèrent
pendant ces quelques instants dans l'esprit

et dans le cœur de la mère !.. Il faudrait être
plus habile que je ne le suis pour vous donner une idée de leur nombre et de leur variété. Les larmes contenues d'abord s'échap-
pèrent à la fin à flots de ses yeux, lorsqu'elle
put voir l'enfant pendant son sommeil, agi-
tant ses petites lèvres, comme pour têter
encore; charmante grimace si connue des
mères, qui lui laissa comprendre que le
bonheur qu'elle avait éprouvé, la suivait jusque dans son rêve.

« Oh ! comment se fait-il que je n'aie jusqu'ici rien soupçonné de semblable !.. Que
je suis heureuse, Madame, de vous avoir
trouvée sur mon chemin ! Voulez-vous être
mon amie, comme je suis votre obligée...
pour la vie ?.. Et moi, qui laissais tous ces
bonheurs là, pour être appelée mauvaise
mère !.. Oh ! s'il en était temps encore !....

— Tout cela est bel et bon, interrompit
Valens, mais le potage se refroidit ; à notre
tour maintenant.

Les émotions qui dans si peu de temps
avaient si fortement secoué madame Dorval
ne lui permirent sans doute pas de faire honneur au dîner du docteur ; mais elle s'y laissa
complètement gagner par les charmes de la
vie de famille qu'elle avait sous les yeux.
Elle comprenait maintenant combien le calme de l'intérieur et les douces joies du foyer

laissaient loin en arrière les plaisirs bruyants
et les distractions à tout prix. « Je commen-
cerai dès demain seulement à bien vivre, disait-elle à madame Valens, et c'est pourtant à
vous que je serai redevable de mon bonheur. »

Un soupçon traversait bien encore l'esprit
du docteur, et cet homme que son métier
avait rendu quelque peu sceptique malgré
lui, n'osait pas faire encore un grand fonds
sur la conversion définitive de sa cliente.
Hâtons-nous de dire que la suite lui donna
tort, et que le peut-être qu'il redoutait ne se
représenta jamais. Il ne resta pas d'ailleurs
étranger à la direction de la vie nouvelle
qu'adopta la femme du monde. Dès le lendemain il se mit en quête, et bientôt il put recommander à Mme Dorval une bonne nourrice, qui fut engagée à la condition de suivre
l'enfant à la campagne du banquier ; elle y
resta jusqu'à l'époque du sevrage et recou-
vra dans peu de temps la bonne santé qu'une
nourriture insuffisante et trop forte avait
compromise si rapidement. Il va sans dire
que sa mère aussi ne la quitta plus ; elle ne
passait à Paris que quelques heures et lorsqu'un motif sérieux l'y appelait.

Elle devint, dès lors, la sérieuse amie de
la femme du docteur, et souvent elle se plai-
sait à lui rappeler la première cause de leur

liaison. D'ailleurs, c'était toujours un nouveau conseil qu'elle avait à demander à Valens, sur la direction de la nourrice, ou les
habitudes de l'enfant. Je laisse à penser si
celui-là doué d'une foi vive dans les ressour-
ces de l'hygiène se faisait longtemps prier.

Ce qu'il répandait ainsi de bons avis, et
d'exhortations quotidiennes, sa cliente le
conservait précieusement et le couchait sur
son journal.

Un jour qu'ils en causaient ensemble ,
Valens lui rappelait les efforts des sociétés
protectrices de l'enfance, qui se fondaient
dans les grands centres de population. Il lui
parlait aussi de la part que prenait le gou-
vernement à ce mouvement généreux, et
des bonnes intentions des législateurs.

« Voyez, disait-il, ces réunions d'hommes
distingués, tous animés du pur amour de
l'humanité.

» Ils consacrent leur temps à débattre les
questions si graves des causes de la mortalité
des nourrissons, causes toujours plus ou
moins obscures par elles-mêmes, ou simplement obscurcies par l'intérêt individuel, et
d'affreuses spéculations. Ils prennent, comme
saint Vincent de Paul, ces pauvres petits
délaissés, et les enveloppant dans leur manteau, ils cherchent pour eux une place au
soleil de la vie.

» Quand ils auront vaincu les dernières ré-
sistances de la nonchalance sociale, et de la
cupidité personnelle, vous entendrez saluer
en eux de véritables bienfaiteurs de la société. Mais cé triomphe ne me paraît pas encore assuré.

» Si j'osais donner mon humble avis à
des hommes qui me sont si supérieurs,
je leur conseillerais d'insister plus qu'ils
ne le font sur la propagande personnelle,
et de frapper tous les jours un peu
plus vivement à la porte de l'initiative individuelle, au lieu de solliciter de l'Etat des
règlements qui seront toujours éludés par
quelque bout, ou dont les bonnes disposi-
tions viendront se briser devant le satisfecit
indispensable de la statistique officielle.
J'aimerais pour ma part à répandre partout
un bon manuel des devoirs de la mère et de
la nourrice, d'y renfermer la masse des conseils utiles, débarrassés des superfluités
trop fréquentes dans les travaux semblables
qui ont été faits jusqu'à ce jour, de les présenter enfin sous une forme attrayante et
facile à saisir !...

— Mais vous l'avez déjà fait ce livre, mon
cher docteur, dit madame Dorval ; les maté-
riaux sont prêts ; vous n'avez qu'à les classer
et à les revêtir du tour agréable que vous
donnez à toutes les productions de votre

esprit. En ma qualité de nouvelle convertie, me défiant de mes résolutions, ou plutôt de ma mémoire jusque là seulement occupée de sottises et de chiffons, j'ai tenu depuis un an note de ce que vous m'avez si souvent et si bien conseillé là-dessus. Je vous renverrai mon journal, en vous priant d'excuser le traducteur qui vous aura si souvent trahi.

— Je crois au contraire, Madame, que votre esprit délicat aura jeté sur mes propos à bâtons rompus, le vernis de grâce et l'harmonie qui leur manquaient, reprit Valens, et je devrai vous tenir pour un sérieux collaborateur. En tout cas, j'accepte, et nous ferons du tout, si vous le voulez bien, un hommage à votre petite Louise, qui nous remerciera sans doute... dans vingt ans. »

LE
DEVOIR DES MÈRES

CHAPITRE I.

HISTOIRE OU PARABOLE. — LA VÉRITABLE HISTOIRE.

Une veuve avait une fille que le Créateur avait douée des meilleures qualités du cœur et de l'esprit, ainsi que des plus rares per-fections corporelles. Lorsque son époux l'eût quittée, elle se donna sans réserve à la garde de ce précieux trésor, et mit tous ses soins à en faire ressortir l'éclat. Ni peine, ni dépenses, rien ne fut épargné. Aussi comme son cœur se gonflait, lorsque, dans les pro-menades ou dans les rues de sa ville, elle voyait les passants se retourner, suivant de l'œil sa chère enfant, et lorsque souvent elle les entendait disant : La belle enfant, l'heu-reuse mère !...

Ses jouissances maternelles n'étaient d'ail-leurs pas moins vives dans l'intérieur de sa

2

maison. Sa fille l'aimait profondément, et lui
témoignait son amour par ses tendres caresses et ses naïfs épanchements. « Oh ! laisse-
moi devenir grande, maman, disait-elle :
comme je te soignerai, comme je ferai mon
possible pour te rendre un peu de ce que tu
fais maintenant pour moi, » et la mère de
sourire, et toutes deux de s'embrasser !...

Cependant cette félicité fut troublée. A l'âge
de quinze ans, Marie, c'était le nom de l'enfant, fut saisie, juste au moment où son
épanouissement allait devenir complet, d'une
de ces fièvres graves, dont le principe reste
encore inconnu, et qui dès l'abord ébranlent
profondément le ressort vital. Que de nuits
passées par la mère au chevet de la malade !
Que de craintes ! Que de terreurs ! Avec quelle
angoisse était attendue la visite du médecin ! Avec quelle anxiété son pronostic
était-il demandé !

La maladie fut terrible ; la jeune fille resta
longtemps dans un état qui n'était séparé de
la mort que par une faible résistance, que
chaque heure paraissait devoir emporter.

Cependant elle ne mourut point. Mais l'intelligence ne parut dès lors allumer aucune
étincelle dans ses grands yeux naguère si
brillants ; ses jambes ne pouvaient la soutenir ; ses bras s'agitaient encore, mais comme
projetés par une force aveugle, sans mesure

et sans but. Une seule faculté semblait survivre en elle, j'entends une faculté vitale, et celle-là paraissait exaltée, la nutrition. Son appétit était insatiable ; plusieurs fois le jour, plusieurs fois la nuit, elle avertissait sa mère de ce besoin pressant par des cris inarticulés ; dès que son appétit était satisfait, elle retombait dans son hébétude habituelle, et sa volonté demeurait étrangère à la satisfaction de ses autres besoins.

Divers moyens thérapeutiques furent inutilement invoqués ; les médecins les plus distingués durent renoncer à la cure immédiate : mais tous assurèrent la mère que cet état ne serait point constant, et que dans quelques mois peut-être, dans quelques années au plus elle pouvait compter sur une crise qui lui rendrait son enfant.

Cependant les jours, les semaines, les mois s'écoulèrent, et ce triste état ne se modifiait pas. Comment se fit-il que le dévouement maternel finit lui-même par se lasser ? Nous ne chercherons pas à l'expliquer, toujours est-il que le cœur de la mère s'éloigna de celle qui lui demandait des services de plus en plus pénibles et rebutants. Elle prétendit d'abord que les exigences du monde ne lui laissaient pas le temps nécessaire, elle prit une servante qui la remplaçait mal, en définitive elle fit marché avec une étrangère et elle lui livra complètement l'infortunée.

La garde bien payée fut toute heureuse d'abord de trouver dans cette tâche une cause d'aisance qu'elle n'avait jamais connue, mais l'habitude de cette aisance la lui fit bientôt paraître naturelle, et petit à petit elle en vint à trouver, et cent fois plustôt que la mère, qu'elle était bien dupe de soigner de la sorte un être si misérable, et qui d'ailleurs ne pouvait jamais se plaindre à personne. Sa mère ne l'avait-elle pas elle-même abandonnée ?.. Y pensait-elle encore ?... A peine si lorsque elle envoyait de l'argent, elle demandait de ses nouvelles. Elle-même se fatiguait à la peine, et pour qui ?... L'essentiel était que la pension fut toujours servie.....

Ces sentiments honteux qui bouillonnaient d'abord dans les profondeurs de l'âme, trouvèrent dans la volonté chaque jour moins de résistance, et dominèrent enfin. Trois mois après que la jeune fille eût été séparée de sa mère elle était mal soignée ; six mois après elle ne l'était plus du tout, ou plutôt elle était martyrisée. Comme elle salissait souvent ses linges, la garde la coucha dans un coin obscur sur de la paille nue, et pour l'empêcher de se débattre, elle lui serra les bras le long du corps. Lorsque la malheureuse

criait, elle criait le plus souvent en vain. Sa
garde était sortie, se faisant peut-être en ce
moment chez quelque compatissante voisine
un mérite des soins..... qu'elle avait promis.

Lorsqu'elle rentrait ou que la nuit elle
voulait dormir, elle se hâtait de bourrer
l'impotente de mets grossiers, et souvent
elle la battait.

A ce moment sa mère l'avait à peu près
oubliée. A la suite de ses mauvais traitements,
le corps de Marie s'amaigrit, mais ses yeux
reprenaient par moments quelques éclairs
de vie.

Les membres inférieurs s'agitaient, parfois
les cris devenaient plus humains. Un jour
enfin, la femme absente, les liens plus rela-
chés que de coutume, la fille se traîna vers
la table, et y saisit avec avidité un plat de
viande oublié.

Comme elle le dévorait, sa gardienne rentrait ; elle se précipite sur sa prisonnière, et
veut la repousser sur son grabat.

La malheureuse est renversée ; sa tête
frappe l'angle de la table, et le sang rougit sa
sa figure blême ; elle reste évanouie.

Effrayée de son œuvre, la méchante femme
la dépose sur son propre lit, et court chercher un médecin. Celui-ci la voit encore sans
connaissance, et prévenu d'un accident, il
met tous ses soins à la rappeler à la vie. Ce

résultat ne fut obtenu qu'à grand peine, quelques tressaillements nerveux succédèrent d'abord à l'immobilité absolue. Une légère rougeur parut aux lèvres qui s'entrouvrirent, et les paupières un instant soulevées s'abaissèrent de nouveau, un peu plus tard les membres se soulevèrent faiblement, mais avec une certaine souplesse ; les lèvres s'agitèrent et le médecin pût entendre le mot : « Maman. »

Il appela la garde, et comme celle-ci se penchait sur le lit, la malade ouvrit tout à fait ses yeux, les attacha sur elle, et tout-à-coup ses traits naguère détendus prirent une terrible expression de frayeur et d'égarement, elle les referma, puis les rouvrit encore, et jetant ses bras autour du cou du docteur : « Sauvez-moi, dit-elle, sauvez-moi. » Puis ses bras se détendirent, et elle retomba comme une masse inerte sur le lit... elle avait fini de souffrir.

— Oh ! l'effroyable histoire que vous me racontez là, docteur, une pareille mère, une semblable gardienne ont-elles jamais existé ? Si vous ne m'assurez que vous en avez été vous-même le témoin, de pareilles horreurs ne me paraîtraient pas admissibles... tenez, vous m'avez remuée dans le fonds de l'âme ! Pourquoi ? Dans quel but ?...

— Mon Dieu, Madame, cette histoire pourrait être littéralement vraie. La *Gazette des Tribunaux* en renferme plus d'une semblable. Dans ma bouche toutefois, ce n'est peut-être qu'une parabole, mais pour en faire une histoire sérieuse et réelle, croyez-vous qu'il soit nécessaire d'en modifier considérablement les termes !...

Tenez, ma chère convertie, vous avez aujourd'hui le droit d'exiger que tous les voiles soient déchirés, et vous pouvez entendre la vérité sans ménagement, nous allons ensemble reculer de quelques années la date de mon récit.

Vous souvient-il, Madame, des rêves à deux qui se font aux doux rayons de la lune de miel ? Que de projets ! Que de promesses d'amour prodiguées d'avance au petit-être chéri qui doit venir, et que vous dotiez sans mesure des plus charmantes qualités du corps et de l'esprit ! Toute seule aussi, ne vous êtes-vous jamais surprise à converser avec lui ?.. Ne vous semblait-il pas entendre de réponse à vos épanchements ?.. N'étiez-vous pas heureuse et fière de présenter au monde une fille accomplie, un garçon robuste, intelligent, plein d'avenir ?

Cependant la crise arrive ; ce qui n'était qu'un rêve va devenir une réalité ; le voilà cet enfant qui vous a procuré de si précoces accès d'orgueil maternel, et dont les desti-

nées glorieuses ou charmantes ont si souvent occupé votre esprit. — Comment ? Ce
petit être impotent, qui ne sait que crier,
manger et dormir, direz-vous, et cela pendant
des mois, pendant des années entières !...
Vous cherchez son sourire, il n'en a pas
encore, ses caresses, et peut-être ses petits
doigts ont péniblement effleuré votre épi-
derme !.. Ah ! c'en est trop, ces soins sont
impossibles, il faut d'ailleurs que vous répon-
diez à toutes les exigences de la vie du monde,
que vous ne négligiez point les affaires
de votre commerce. Votre mari lui-même
l'exige, plus d'hésitation ! Vous appellerez
une nourrice qui s'acquittera mieux que vous
...... — Mieux que vous !.... A quel titre ?.
Vous la payez. — Ah ! cela doit suffire ; mais
dites-moi, ne payez-vous pas aussi votre
cuisinière, votre intendant ?.. Et pourtant !...
Sans doute une nourrice aura plus de conscience ; en somme, dites-vous, c'est un bien
précieux que je lui confie, une vie humaine
dont je la rends responsable. — Quoi ! Vous
avez été chargée de tout cela vous-même, et
vous renoncez à votre mission. Ce trésor, il
vous était confié par Dieu lui-même ; il tenait
par son essence, aux fibres les plus intimes
de votre cœur ; que dis-je ? Il était une partie
de vous-même, une partie de l'être au
monde qui vous était le plus cher, et cepen-

dant vous l'abandonnez!. Vous le négligez,
et vous avez la faiblesse de croire qu'un
contrat scellé par un peu d'or, sera plus puis·
sant sur une étrangère que les plus éternelles
lois de la Providence, les lois de l'amour
l'ont été sur vous?..

Soyez étonnée que la nourrice néglige son
nourrisson, qu'elle cherche à étouffer ses
cris, ou qu'elle l'abandonne pour ne pas les
entendre!.. En définitive, savez-vous ce
que vous prétendez acheter à cette femme?.. Rentrez en vous-même et décidez.
C'est son repos, c'est son lait, c'est-à-dire
son sang, c'est peut-être sa vie, et vous êtes
surprise qu'elle soit avare de tout cela!....

Mais je suis allé peut-être trop loin. Par-
donnez-moi, madame ; il est sûr que je ne
m'adresse plus à vous qui depuis longtemps
avez heureusement compris la vie de la mère
de famille et ses devoirs. La coutume et l'u-
sage avaient seuls mis devant vos yeux un
bandeau que le premier rayon de vraie lumière a fait tomber. Si vous n'avez pu maintenant reprendre utilement cette noble tâche, vous vous y dévouerez pour un autre
quelque jour. Tenez, oublions mon histoire,
ou plutôt nous allons en modifier le dé-
nouement.

Voyez-vous d'ici ce tableau riant que tant
de littérateurs ont décrit, que tant de peintres

2.

ont voulu reproduire avec sa grâce et sa naï-
veté. Un tapis épais couvre le sol, de petits
pieds rebondis trépignent et se soulèvent
impatients, retenus par des mains amies.
Cependant, la mère est en face, à deux
pieds,... un abîme. Le marmot veut arriver
dans ces bras qui le provoquent, il veut atteindre ces lèvres qui lui sourient. Il va partir..... Oh! comme il hésite!... comme
vous pâlissez!... c'est si loin, aussi. Allons,
un sourire de plus, un baiser lancé va rétré-
cir l'intervalle... L'enfant réunit son courage, allons madame, allongez encore un peu
vos bras... Lâchez tout..... Vraiment le
premier pas est fait — quelle frayeur vous
avez eu tous les deux, mais que de rires, et
quel joyeux bruit de baisers !... et puis :
« Maman ».... et puis encore de gros baisers.

Décidément, il sera quelque jour un rude
marcheur, ce garçon. Et dire que c'est vous
qui l'avez campé de la sorte !.....

Allons, convenez-en, tout n'est pas en-
nuyeux dans le métier que vous ferez-là !

CHAPITRE II.

AVANTAGES DE L'ALLAITEMENT MATERNEL,
POUR L'ENFANT, POUR LA MÈRE, LA FA-
MILLE ET LA SOCIÉTÉ.

Les devoirs incombant à chacune de ses
créatures, ont été si bien tracés par la
sagesse infinie de Dieu, que leur accomplissement exact produit un merveilleux ensemble de pondération et d'harmonie. Dans le
mutuel échange des services rendus et
acceptés dans le sein de la famille, on ne
peut trouver aucun déshérité. Il n'est point
de rôle en apparence si pénible qui n'apporte
sa compensation de bénéfices et de jouissances.

Nous avons jusqu'ici, peut-être même à
l'excès, insisté sur la part faite aux besoins
du cœur par l'accomplissement des devoirs
maternels ; reprenons la même question au
point de vue matériel, recherchons ce que
les divers membres de la famille et de la
société vont gagner ou perdre à la mise en
pratique ou à l'oubli de ces mêmes devoirs.
nous retrouverons encore ici la même loi de
retour et de mutualité.

Examinons d'abord quel est l'intérêt qu'a l'enfant à recevoir le lait de sa mère, lorsque celle-ci est d'ailleurs bien portante. Il ne sera guère nécessaire d'insister sur ce point. Tout le monde comprendra sans peine, que le lait de la mère est celui qui convient le mieux au nouveau-né, parce qu'il contient dans des proportions semblables, les éléments premiers constituant aussi le sang qui venait remplir les veines de l'enfant encore renfermé dans le sein maternel. Il n'y a donc là, pour ainsi dire, aucun changement de régime, et par conséquent pas de surprise pour ses organes, pas de brusque transition.

D'autre part, le premier lait qui monte au sein est le seul qui convienne parfaitement dès après la naissance, et qui puisse aider cet organisme si délicat à se débarrasser des matières excrémentielles longuement accumulées.

Sera-ce une nourrice qui pourra remplacer pour cela la mère ? Évidemment non. Son lait est déjà vieux de quelques mois, de quelques semaines au moins ; car on ne peut songer à trouver une remplaçante, qui se trouve elle aussi aux premiers jours de la poussée du lait.

Il faut d'ailleurs dans bien des cas, tant de précautions, tant de soins minutieux, pour habituer un enfant grêle ou paresseux, à tirer vigoureusement le lait, que l'amour maternel n'est pas de trop, pour aider la nourrice, à s'armer de la patience et deviner l'adresse nécessaires pour en venir à bout.

Mais les mères qui ne nourrissent pas compromettent non-seulement la santé de leur enfant, mais encore leur propre santé.

Laissant de côté quelques exagérations des anciens sur les maladies laiteuses, il est parfaitement reconnu, scientifiquement sûr qu'elles sont plus exposées que les vraies mères aux maladies qui suivent malheureusement quelquefois, les couches, aux irritations des organes intérieurs, aux fièvres puerpérales, dont la gravité redoutable n'est un secret pour personne.

Et pourquoi s'en étonnerait-on ? Voilà un effort conjestif, une poussée de forces que la nature dirige vers un organe important, le sein. C'est afin de permettre à celui-ci de produire en suffisante quantité le liquide nécessaire à la nourriture du nouveau-né.

Cependant rien d'utile ne doit résulter de cet effort ; le sein restera ce qu'il était avant, un organe dont la fonction est supprimée. Que va-t-il arriver ici, surtout lorsque la femme n'est point sagement conseillée ?

Demandez à l'ouvrier qui a tendu le ressort d'une machine ce qu'il lui faut mainte-

nant. Il vous répondra sans aucun doute :
Une résistance qui modère l'impulsion aveugle du ressort, et la fasse servir à la production d'un travail régulier. Supprimez les
engrenages qui réalisent ces conditions,
qu'aurez-vous de mieux à faire, que de vous
tenir à l'écart de cette force naguère surexci-
tée, tendue, vers un but défini, mais qui
maintenant aveugle, dévoyée, va porter dans
tout son entourage le désordre et la destruc-
tion ?

Dans le cas particulier qui nous occupe,
ce qui pourra survenir de plus heureux, c'est
que les dégâts se bornent sur place à l'organe producteur du lait, et que la femme
supporte dans ce sein inutile de douloureuses congestions, de sérieuses et parfois in-
terminables suppurations.

Voilà pour les suites immédiates.

Les résultats éloignés ne sont pas moins
tristes, quoiqu'on n'en puisse suivre aussi
directement la filiation.

De la suppression du lait résultent souvent
en effet, d'après les auteurs les plus recom-
mandables, les maladies chroniques dont la
cause est vainement recherchée par les observateurs superficiels, par exemple les
douleurs dites rhumatismales, les vapeurs,
diverses maladies nerveuses, et même les
affections incurables de la matrice et du sein.

Quelle excuse d'ailleurs présenteront les mères dont je gourmande ici l'imprévoyance et la légèreté ? Leur ignorance ?... hélas ! ce peut être là la meilleure de toutes les excuses. Mais j'espère que dans peu de temps grâce aux efforts de tant d'hommes éclairés, elle perdra beaucoup de son actuelle valeur.

Sera-ce la crainte de la gêne, de la fatigue ? Oh ! quelle est la mère qui voudra l'avouer hautement ?.

Le regret de perdre une partie de ses avantages naturels, de la finesse et de l'élégance de sa taille ?

Oh ! quelle pitoyable excuse !... et puis d'ailleurs c'est une précaution qui va complètement contre son but. Le sein se flétrit bien moins chez les femmes qui ont nourri leurs enfants que chez les autres ; c'est un fait reconnu par tous les observateurs et comment en serait-il autrement ? N'est-il pas nécessaire, fatal, que tout organe qui travaille normalement trouve dans son activité même un surcroît de nutrition et de vigueur ?... Que dirait-on d'ailleurs d'une personne qui tiendrait le raisonnement suivant : J'ai de fort jolis pieds ; on me l'a dit, et d'ailleurs je le savais fort bien, ce serait certes bien dommage d'épaissir leurs formes délicates en les appuyant fréquemment sur le sol. Par conséquent je vais rester à peu près immobile pour ne pas risquer un pareil avantage ?.

— Vous souririez de pitié. — Mais si la même
femme refusait ainsi de compromettre l'élégance de sa chaussure, alors qu'un besoin
urgent des siens, de ses propres enfants,
exigerait qu'elle abandonnât son attitude pas-
sive, votre pitié se changerait en mépris. —
Eh bien ! rentrez en vous-même, et puis dans
la réalité des choses, dans la solitude et l'absolue raison de la conscience dégagée des
vaines conventions du monde, comparez la
femme qui ne marche point parce qu'elle ne
veut pas élargir son pied, à celle qui ne
nourrit pas son enfant, parce qu'elle ne veut
pas altérer les contours de sa taille ! Quelle
est la plus raisonnable, ou plutôt quelle est
la plus insensée ?...

La nécessité du travail dans la maison, au
magasin ou à l'atelier, n'est la plupart du
temps qu'une autre excuse sans valeur. Que
de moments perdus qui ne sauraient jamais
être mieux placés qu'à soigner les enfants !.
Que je voudrais pouvoir montrer aux femmes occupées d'un commerce sédentaire, la
compagne du moissonneur, qui, courbée elle-
même sur les blés mûrs, et toute accablée
qu'elle est de la chaleur du jour et de la fatigue de son travail, trouve encore un regard
pour le berceau caché sous le feuillage, dont
elle a confié la garde à son premier né, et

toute prête au premier signal à s'acquitter encore du plus sérieux de ses devoirs.

D'ailleurs aujourd'hui dans les grandes villes, n'y a-t-il pas, et n'y aura-t-il pas bientôt dans tous les centres manufacturiers des crèches, des asiles où les enfants sont gardés tout le jour, où les mères sont seulement obligées de se présenter deux ou trois fois pour donner le sein, pendant que le reste du temps un supplément de nourriture choisie est donnée selon l'âge et l'état du nourrisson ?...

Quant à l'époux, s'il ne veut accepter aucune part des soins à donner à ce petit être qui tient de lui sa vie, qu'il ne vous parle plus de sa tendresse et de son amour !... Quand vous souffriez et que vous gémissiez aussi, pourquoi donc ne vous abandonnait-il pas pour aller s'amuser ailleurs ?... Qu'il supporte maintenant quelques cris et quelques misères de la part de cet enfant, qui le voyant près de lui, dès que ses yeux se seront ouverts, ne pourra pas aussi dans la suite faire deux parts de son amour, et voudra, j'en suis sûr, rendre à celui qui l'aura si longtemps soutenu de ses caresses et de son appui une part égale de reconnaissance et d'affection.

Les mères qui ne nourrissent pas elles-mêmes leurs enfants ont trois partis à prendre; ou bien elles demandent une nourrice qui s'établit chez elles, ou elles envoient leur enfant chez la nourrice, ou bien enfin, elles le nourrissent ou le font nourrir au biberon.

De trois maux, dit-on, il faut choisir le moindre ; en ce cas, à coup sûr, le premier parti sera le meilleur. Si la mère a su prendre de sérieux renseignements, si elle a appelé, pour éclairer et ratifier son choix, un médecin consciencieux, elle peut avoir une bonne nourrice ; mais sera-t-elle par là même à l'abri de toutes les contrariétés qu'elle fuit?... Je n'ai guère connu de mères qui, gardant une nourrice chez elles, ne l'établissent tout près de leur propre appartement. Si l'enfant crie, s'il a de mauvaises nuits, elle en souffre comme la nourrice ; puis, elle se demande à tout instant : Pourquoi crie-t-il?.. Peut-être manque t il de lait?..Peut-être ce lait est-il mauvais pour lui?... Comment se contraindra-t-elle assez pour ne pas faire part de ces réflexions à la nourrice?. Comment ces observations seront-elles reçues?... Ne se croira-t-elle pas bientôt obligée à n'en faire d'aucune espèce dans l'intérêt même de la santé de son enfant?. La nourrice est si vive !... Elle a même mis si facilement le marché à la main !.. Et maintenant le sein, le véritable sein maternel est tari ; se taire, et pleurer toute seule, voilà le plus sûr.

Je passe sur d'autres craintes, sur les surveillances jalouses et mal reçues. Tout n'est pas bénéfice dans ce métier de paresseuse, et c'est à tel point que nous serions, je crois, tous tentés de soutenir avec le docteur Donné que le meilleur moyen de s'affranchir, autant que cela est possible, des embarras de l'allaitement est de s'en charger soimême.

Mais, je l'avoue, tout cela n'est rien auprès des misères affreuses, qui ne suivent que trop souvent le choix des deux derniers modes d'allaitement.

L'enfant quitte tout-à-fait sa mère ; il est remis à la nourrice, qui l'allaitera chez elle ou qui se contentera de l'élever au biberon. Nous avons déjà montré, dans l'introduction de ce travail, sous une forme dramatique les conséquences déplorables de ce parti, contentons-nous maintenant de rappeler sèchement les faits.

Les enfants qui doivent être nourris par des femmes de la campagne, sont, dans les grandes villes, placés par l'intermédiaire de femmes dites *meneuses*, ou par celui de bureaux officiels ou particuliers. Celles-là, ou ceux-ci placent et remettent quelquefois en même temps des vingt, trente et quarante en-

fants ; tout celà, marchands et marchandises,
s'éloigne en bloc du point de départ et souvent dans la même direction. Ne peut-il y
avoir confusion, et quelque échange involon-
taire ne peut-il être fait en ce moment?.....
Les exemples avérés, authentiques, n'en sont
que trop nombreux.

Comment de si jeunes enfants supporte-
ront-ils le froid, le chaud, les secousses du
voyage?... Le jeûne quelquefois prolongé
qu'ils sont obligés de subir avant d'arriver à
leur destination?... Mon Dieu ! en souffrant
toujours..... en mourant quelquefois !...

La moralité des nourrices sera-t-elle mieux
garantie ?... Elle ne peut l'être que d'une
manière très-insuffisante. Ainsi, sous divers
prétextes ou déguisements, on voit la même
femme ne se faire aucun scrupule de prendre chez elle trois ou quatre nourrissons à
la fois. Que donnera-t-elle à tous ces petits
affamés ? Il lui faudrait le buste de Cybèle,
ou de Diane d'Ephèse. Ils n'auront peut-être
pas même le lait de vache ou de brebis nécessaire à leur entretien, et s'étioleront dans
peu sous l'influence d'une nourriture trop
forte pour leur estomac délicat.

Il y a là-dessus des détails navrants et très
authentiques donnés par des observateurs
éminents, tels que les docteurs Brochard,
Monot, Chassinat et bien d'autres. Ces faits,

je n'en grossirai pas le nombre de ces pages, ils sont devenus aujourd'hui, grâce à la sollicitude des hommes de bien, presque publics ; mais je dois bien dire cependant que dans l'Eure-et-Loir, l'administration des enfants assistés ayant choisi vingt des plus robustes pour expérimenter l'allaitement au biberon, au bout de quelques mois, il n'en restait plus que deux, oui deux, vous avez bien lu !..

Je dois bien dire aussi que, d'après M. Spiltz, sur cent enfants élevés ainsi dans le Bas-Rhin, quarante-trois succombaient dans le cours de la première année.

Que je donne en finissant le résultat des longues et consciencieuses enquêtes de M. Brochard. Alors que le chiffre de la mortalité, pour la première année varie, chez les enfants élevés au sein par leurs mères, même dans les plus mauvaises conditions, varie, dis-je, de 16 à 28 pour 100, le chiffre de la mortalité des enfants allaités par les étrangères, varie dans les proportions effrayantes de 22 à 42, 87, 92 et même 94 pour 100. Et moi, qui m'étais promis de ne m'adresser ici, qu'à la raison, et de ne donner la parole qu'à la langue aride des mathématiques !... N'est-ce pas que cette langue là peut avoir son éloquence, et qu'elle finirait aussi par émouvoir ?..

Parlerai-je maintenant aux mères du dommage que leur négligence et l'oubli de leurs
devoirs occasionnent à la société ?... Leur
dirai-je, après tant d'autres, que la vigueur
des générations présentes en souffre, que
la population de notre pays ne s'accroît pas
dans les mêmes proportions que la population des Etats voisins et rivaux ? Tout cela,
quoique vrai, quoique juste, je le laisse en
dehors de mon œuvre, parce que jamais ou
presque jamais les mères n'ont su composer
avec les exigences sociales et patriotiques.
Que sont pour elles les conscriptions, les le-
vées, les armées et les combats ? Des occasions
de larmes, toujours de terreur, et bien souvent
de désespoir. La mère des Gracques, et celle
des Machabées sont et resteront toujours
des exceptions. Mais qu'elles soient toutes
jalouses d'élever de beaux enfants, non pour
fournir de plus intrépides tueurs d'hommes,
mais de robustes laboureurs, des travailleurs
intelligents et sains.

Toutefois, à ce point de vue social, il me
reste encore quelques observations à présenter. Je me souviendrai toujours des paroles
d'un curé de campagne, que j'honorais déjà,
mais que j'estime encore davantage maintenant.

J'avais été chargé par une famille amie de
chercher dans le pays sain et montagneux

que j'habitais une nourrice pour un enfant, que sa mère, bien disposée d'ailleurs, ne pouvait absolument pas allaiter.

La nourrice me fut indiquée ; je voulus avoir des renseignements auprès du curé du village ; il m'arrêta dès le premier mot : Docteur, me dit-il, ne poussez pas plus loin votre enquête, ou cherchez-en du moins les éléments ailleurs que chez moi. Vous voulez en somme enlever une mère à ses enfants qui souffriront, une femme à son mari, qui sera livrée sans contrepoids à ses penchants, hélas ! ici trop communs, de paresse et d'ivrognerie. Tenez ! ce que je puis faire de plus heureux pour le résultat de votre négociation, c'est d'ignorer le nom de la femme que vous recherchez. M'en voudrez-vous beaucoup ?.. Non, si je vous connais bien. — Mon cher curé, lui dis-je, en serrant la main qui m'était tendue, heureux le pays qui peut conserver des pasteurs tels que vous !....

Cet homme avait trois fois raison. Que fait en somme la paysanne qui quitte son village pour aller nourrir l'enfant d'un riche bourgeois ? Elle rompt brusquement avec la vie pénible des champs, avec le travail incessant et rude de son ménage, pour entrer dans une maison, où surtout dans les premiers temps, toute peine paraît lui devoir être épargnée. Elle change une hutte enfumée contre une chambre bien close et souvent luxueusement ornée. Son grossier ordinaire est remplacé par une nourriture substantielle et variée. Ses caprices, quand elle.en a, et quelle femme peut en être à l'abri ? risquent fort d'être subis, ses vœux mêmes seront exaucés. Quel heureux changement ! Comme cette existence lui paraît charmante d'abord, bientôt après raisonnable, en fin de compte juste et nécessaire !

Pendant ce temps les enfants crient au village, et se moquent tout à leur aise de la grand-mère impotente et brisée. Le mari, qui rentre de la ville le lendemain ou le surlendemain du marché, trébuche encore et gronde tout le monde, renvoyant au coin de son feu la vieille femme qui lui demande quelques sous. De l'argent !.. il doit en venir de là-bas !.. eh ! bien, oui, il .en vient, lui-même se fait la plus grosse part et la place vous savez où !.....

Cependant cet *heureux* temps a son terme. L'enfant du bourgeois doit être sevré. Où va donc revenir la nourrice maintenant ?.... dans la cabane ouverte au vent, manger de nouveau le pain noir, retrouver des enfants maladifs et couverts de vermine, un mari peut-être dévoyé pour toujours. Oh ! quelle vie ! quel enfer ! et comment sortir encore de là ?....

Je m'arrête à ce point, et ne veux pas forcer le tableau. Que les femmes qui se sentent un courage, une volonté capables de dominer ce violent contraste jettent la pierre à mon pauvre curé !.....

CHAPITRE III.

« Heureuses sont, dit M. Bouchut, les femmes dont la santé, l'âme tendre et le cœur compatissant leur permettent d'allaiter elles-mêmes leurs enfants, et de continuer au dehors la création commencée dans leur sein ; ce sont de véritables mères. » — (BOUCHUT *hygiène de la première enfance.*)

N'est-ce pas là le cri que doivent répéter toutes les femmes, celles du moins qui se sont bien pénétrées du sérieux et des nécessités de leur position ?... Ce que nous avons écrit jusqu'ici ne produira-t-il pas un peu de bien dans ce sens ?... Laissez-nous oser l'espérer.

Oui, sans doute, toutes les femmes doivent se charger avec joie de la tâche de l'allaitement ; un jour viendra peut-être où toutes voudront le faire.

Il en est pourtant qui doivent laisser ce soin à des mères plus favorisées, et leur dé-

léguer cette importante mission, dans l'intérêt même de leurs propres enfants, et quelquefois aussi dans le leur. Quelles sont ces
femmes ? Dans quels cas principaux cette
abstention devient-elle non seulement per-
mise, mais encore obligatoire?... C'est ce
que nous allons examiner maintenant.

Vous n'ignorez pas, sans doute, quelles
sont les maladies généralement connues sous
le nom de maladies héréditaires ? Ce sont
des maladies qui se confondent si bien avec
l'individu tout entier, que celui-ci transmettant la vie par la génération, et produisant
un être semblable à lui, transmet aussi ces
mêmes maladies, ou du moins le germe de
celles-ci. Ce germe peut rester latent pendant toute une existence, et c'est le cas le
plus heureux, mais il a beaucoup de chances
de se développer et de miner ou de détruire
le sujet qui en est le porteur.

Les principales de ces affections sont les
affections Cancéreuses, Tuberculeuses, Scro-
fuleuses, Rhumatismales et Dartreuses.

Dès l'abord, deux cas peuvent se présenter :
ou bien la disposition héréditaire existe
seule, ce dont on s'assure par l'étude rigou-
reuse de la santé des grands parents, en re-
montant, s'il le faut, de plusieurs générations
en arrière ; mais la constitution de la femme
est bonne, sa prédisposition a dû être modi-

fiée par le croisement des races, et rien ne
fait prévoir d'ailleurs l'explosion possible
du mal redouté. Dans ce cas la mère peut
nourrir son enfant.

Mais lorsque, au contraire, le mal a déjà
fait des apparitions positives, tout passagères
qu'elles aient été jusqu'ici, si surtout il a
déjà profondément creusé le sol, et y a im-
planté ses racines, l'allaitement maternel
doit être rigoureusement prohibé.

Par exemple, une femme qui vient de s'ac-
coucher a éprouvé des attaques d'épilepsie
même légères, elle est porteur de plaques
dartreuses, qui disparaissent pour revenir,
elle a ou elle a eu récemment de plus ou
moins nombreux engorgements des glandes,
elle est atteinte de cancer, de phthisie, de rhumatisme chronique, elle ne doit point nourrir.
Quel serait le résultat d'une décision contraire ?... D'abord le lait renforcerait chez
l'enfant la disposition transmise par la con-
ception, et dans le plus grand nombre des
cas aussi, l'épuisement causé par les charges de la lactation venant s'ajouter à l'action
déprimante de la maladie elle-même, rédui-
rait bientôt la malheureuse nourrice à la dernière extrémité.

Si quelques maladies, et notamment certaines affections nerveuses, ont paru modi-
fiées heureusement par la lactation, ce sont

là des exceptions sur lesquelles il n'est pas permis de compter.

Des enfants issus de mariages entre proches parents doivent aussi, par la même considération du renforcement probable de la disposition héréditaire, être confiés à une nourrice mercenaire, judicieusement choisie, dans des conditions d'antagonisme de tempéraments, à moins que la santé des deux époux, et surtout celle de la mère ne laisse rien à désirer.

Il est enfin une autre maladie constitutionnelle, le plus souvent acquise par les parents, mais devenant héréditaire pour l'enfant, maladie dont la source impure reste souvent et fort heureusement un secret pour le ménage. Ici, la détermination de la mère, et le choix du mode d'allaitement ne peuvent être dictés que par le médecin de la famille ; je n'en parle ici qu'en passant.

Les femmes très-nerveuses, qui passent en peu d'instants, et pour la plus légère cause de la gaieté à la colère, de la nonchalance à la surexcitation ne peuvent jamais faire que de mauvaises nourrices, à moins qu'elles ne finissent par trouver dans l'amour maternel un modérateur suffisant de toutes ces diverses et contraires passions.

La colère est certainement le plus dangereux de ces défauts. J'ai vu moi-même un

enfant , qui n'avait jamais avant , et qui
n'a jamais depuis souffert de convulsions,
éprouver un accès long et sérieux de
cette grave maladie, sa nourrice l'ayant mis
au sein, venant d'avoir avec une voisine une
violente altercation. Cet exemple que j'eus
ainsi sous les yeux ne fut qu'une confirma-
tion personnelle de la réalité de faits semblables cités par de nombreux auteurs.

Il existe aussi des conditions passagères
et transitoires qui ne touchent en rien à la
santé générale, ou plutôt à la constitution de
la mère, et qui l'empêchent cependant de
nourrir ses enfants ; telles sont les maladies
aiguës, qui surviennent immédiatement ou
peu de temps après l'accouchement. Ici l'on
peut établir des règles assez précises : Si la
maladie est contagieuse, abstention ; si elle
ne l'est certainement pas, lactation dans les
cas légers, cessation dans les cas graves ; la
nature se charge d'ailleurs de décider ici
elle-même, en détournant le plus souvent la
poussée du lait, et laissant flétrir le sein.

Quelques femmes n'ont après les couches
qu'une insignifiante poussée vers le sein, et
malgré le soin qu'elles prennent de le présenter au nouveau-né, la lactation ne s'établit
jamais chez elles complètement. Elles
seraient, en persistant à nourrir, obligées
dans peu de jours à avoir exclusivement

recours à l'allaitement artificiel ; il vaut beaucoup mieux qu'elles aient tout d'abord recours à la nourrice étrangère.

Quelques autres débutent avec ardeur, mais dans un court espace de temps leur lait diminue, leur appétit se perd, leurs forces s'épuisent, en un mot, elles ne peuvent suffire à leur tâche ; même conseil que ci-dessus.

De pareils contre-temps ne sont pas toujours prévus facilement. Il n'est pas rare de voir des mères en apparence frêles et délicates devenir d'excellentes nourrices. Il y aurait donc imprudence à ne pas laisser tenter l'aventure aux femmes un peu faibles de constitution, mais bien décidées à faire de leur mieux.

On doit arrêter au contraire dès le début certaines jeunes femmes qui n'ont pas de mamelon, ou chez lesquelles du moins cette partie de la mamelle est tellement aplatie qu'elle paraît enfoncée. Les femmes aussi vicieusement conformées devront, à la fin de leur grossesse, essayer de rémédier à cet inconvénient par des succions répétées exercées sur cet organe, soit par la bouche de personnes habituées, soit au moyen de petites ventouses disposées pour cet effet. On peut aussi poser sur la mamelle une petite plaque de bois ronde, tournée et concave, au centre de laquelle est ménagée une petite excavation au niveau du mamelon.

La femme porte cette plaque quand elle est habillée, et serre le gousset de son corset de manière qu'elle appuie assez fortement. Cette compression exercée sur le sein, à l'exception de sa partie la plus saillante, fait qu'au bout d'un temps assez long deux ou trois mois par exemple, le mamelon acquiert une longueur de un centimètre, bien suffisante pour le plein exercice de sa fonction.

Mais si malgré toutes ces précautions préiminaires, quil n'aciert point un développement suffisant pour que le nourrisson puisse le saisir entre ses lèvres sans effort, les mères doivent renoncer à la lactation.

Lorsque les engorgements et les abcès du sein sont menaçants ou déclarés, la conduite à tenir doit varier suivant le cas, et ne peut être dictée que par l'ordonnance du médecin

Pour quelqu'une des causes que je viens d'énumérer ou pour tout autre motif d'ordre moral ou social qu'il est impossible de spécifier, l'allaitement doit être confié à une nourrice mercenaire. Quelles sont les conditions qu'il faut chercher à rencontrer chez la femme qui doit être la seconde mère de votre enfant ? Celles-ci sont nombreuses, et l'on ne peut les demander toutes à la même nourrice. Celle qui les réunirait serait un vrai phénix ; mais il faut tâcher de se rapprocher le plus possible du modèle idéal.

La nourrice doit être à peu près de l'âge de la mère ; je ne dis point, comme certains auteurs, de sa taille et de son tempérament, pour des raisons que j'exposerai plus tard. Son lait devrait être très récent pour qu'il pût s'accommoder parfaitement à l'estomac délicat du nouveau-né.

Avant d'examiner les qualités physiques de la nourrice, il est prudent de prendre des renseignements précis sur ses habitudes et son régime. Je dis qu'il est prudent de prendre d'abord de pareils renseignements, parceque, mauvais, ils devraient faire renoncer à tout engagement pris après l'examen direct, ce qui serait sûrement une source de reproches et d'ennuis.

Une bonne nourrice doit être gaie, ou du moins d'un caractère égal et doux, n'avoir aucune habitude de boisson ou de mauvaise conduite, et c'est là ce qui fait préférer de prime abord la femme mariée à la fille-mère, qu'elle soit patiente et qu'elle aime les enfants ; on s'informe à ce sujet dans le voisinage de la manière dont elle traite les siens ; impatiente et brusque avec ceux-ci, que serait-elle pour ceux d'une étrangère ?...

L'enquête sur la santé générale de sa fa-

3.

mille doit être complète. On doit s'informer
quelles sont les infirmités de ses parents,
s'ils sont vivants, de la cause de leur décès
s'ils sont morts, et ne plus songer à celles
qui pourraient apporter le germe d'une de
ces maladies constitutionnelles que je viens
tout à l'heure d'énumérer à propos des obs-
tacles à la lactation.

Passant maintenant à l'examen direct des
qualités physiques ou corporelles, que de-
vrons-nous demander ? Une taille droite,
des membres bien proportionnés, une peau
assez fine, peut-être halée, en tout cas suffisamment colorée, des cheveux plutôt bruns
que blonds, des gencives rouges et fermes,
une haleine fraîche et sans odeur.

Les régions de l'oreille, de la nuque, du
cou en général et même de l'aine doivent
être examinées avec soin. Si vous y trouvez
quelque grosseur ou des cicatrices inégales,
rugueuses et mamelonées, n'allez pas plus
loin, malgré les assertions de la nourrice ou
de son entourage, qui vous affirmera que ce
sont là des traces de blessures ou de brulûres.

Demandez à voir le sein ; s'il est énormé-
ment gros, à moins qu'il ne soit en ce moment distendu par le lait, remerciez ; s'il est
au contraire tout à fait plat et sans glandes,
remerciez également. Un sein d'une grosseur
modeste, mais grenu, glanduleux et résistant,

piriforme d'après M. Devergie, voilà ce qu'il vous faut. Si vous voulez aller plus loin, demandez que quelques gouttes de lait soient exprimées dans une cuiller ; il y a des laits dits forts, d'apparence très crémeuse, et des laits très faibles, dont les globules sont très petits. Le lait de consistance moyenne est généralement celui qui convient le mieux, doux, opaque et légèrement sucré.

Il faut dans la pratique commune négliger les recherches précises, par les réactifs chimiques et le microscope ; on le peut d'ailleurs en toute sûreté de conscience puisqu'on se trouve appuyé par l'autorité non douteuse, de MM. Blot et Depaul, qui manifestèrent clairement à ce sujet leur opinion devant l'Académie de médecine. Ce dernier assurait même qu'il ne connaissait qu'un bon moyen de *titrer* le lait, c'est d'observer l'effet qu'il produit sur l'enfant. (Académie de médecine. Séance du 31 octobre 1876.)

Toutes ces recherches faites, s'il vous reste seulement quelques doutes sur les habitudes morales de votre nourrice, quoique vous soyez presque engagée, et que tout vous contente jusques-là, réservez-vous l'acquiescement de votre médecin ; l'examen de l'homme de l'art pourra seul être assez complet pour vous rassurer, ou en tout cas vous édifier là dessus.

Revenons maintenant sur ce que je vou-
lais dire à propos du tempérament. Quelques
médecins recommandent de chercher une
nourrice d'un tempérament analogue à celui
de la mère ; je voudrais moi, que l'on recher-
chât tout au contraire le tempérament opposé,
si pareille recherche était possible. Quel est
en effet le grand nombre des femmes à qui
nous venons de défendre l'allaitement ?
Ce sont celles qui sont atteintes de maladies
constitutionnelles ou diathèses. Eh bien !
tempérament et constitution sont sous une
mutuelle dépendance.

Nous devrions donc procurer au nouveau-
né un lait dont les qualités intimes pussent
combattre l'influence des prédispositions
maternelles ou paternelles, mais j'avoue
qu'il n'est pas possible d'établir des règles
absolues pouvant s'appliquer sans peine et
sans hésitation ; le sujet est d'ailleurs relativement neuf, et demanderait pour être
abordé du temps et de l'espace qui me
manquent ici ; je me contenterai donc, pour
le moment de prier les mères qui consultent
leur médecin sur le choix d'une nourrice
d'appeler leur attention sur ce point.

Lorsque l'allaitement maternel et l'allaitement mercenaire se trouvent devenus, par
suite de circonstances malheureuses, également impossibles, les parents se trouvent

dans la nécessité de nourrir ou de faire nourrir leurs enfants au biberon, c'est-à-dire au moyen du lait des animaux.

La mortalité considérable qui sévit sur les nourrissons dans les départements où cette méthode est en honneur, la Normandie, la Picardie par exemple, mortalité dont nous avons déjà dit un mot démontre suffisamment combien ce mode d'allaitement est vicieux..

Depuis que l'attention a été appelée sur le sujet qui nous occupe, par la Société protectrice de l'Enfance établie à Paris, et par les sociétés semblables qui sont dérivées de celle-ci, l'opinion scientifique était unanime à ce sujet. L'année dernière cependant, une discussion soulevée dans le sein de l'académie de médecine (séance du 7 novembre 1876), a fait connaître quelques faits où ce mode a donné de bons résultats. M. J. Guérin a rapporté les succès obtenus dans les familles même de MM. les docteurs Hervieux et Péron. Ce dernier même a rapporté le fait d'une femme de Besançon qui avait pu élever heureusement cent enfants au biberon, titre d'honneur qui décore sa tombe.

Pour moi je ne vois là que d'heureuses exceptions, et le signalement des hommes distingués qui ont pu de la sorte élever

leur famille, grâce sans doute à leur surveillance incessante, ou d'une femme unique,
heureusement douée et sans doute complètement dévouée à sa tâche, suffit pour conserver ce caractère à ces faits.

« Il est d'ailleurs, dit le docteur Brochard,
une considération clinique qui condamne
à mes yeux le biberon, et que je recom-
mande à l'attention des jeunes mères.
Lorsqu'un nouveau-né est atteint d'une
maladie aiguë, il est bien rare qu'il refuse
tout-à-fait de prendre le sein de sa mère.
Souvent, au contraire, il refuse de boire
à la cuiller ou au biberon ; le médecin
se trouve alors très-embarrassé. Plus d'une
fois j'ai vu revenir à la vie des enfants
atteints de bronchite, de pneumonie, etc.,
par cela seul qu'ils avaient pu téter de
temps en temps, qui auraient certainement
succombé, s'ils eussent été élevés au biberon... Que les mères n'oublient donc pas
qu'en cas de maladie, l'allaitement au sein
donne beaucoup plus de chances pour la
guérison que l'allaitement artificiel. »

Toutefois, comme en définitive, il est des
cas où ce moyen d'exception doit être invo-
qué, voici quelles seront les précautions à
prendre pour que les effets en deviennent le
moins désastreux possible.

Je ne parlerai pas du nombre des repas

qu'il convient d'offrir au nourrisson ; il n'y a sous ce rapport rien à changer à ce que je conseillerai tout-à-l'heure aux nourrices, quelques autres avis spéciaux seront seuls consignés ici.

Le mode d'allaitement artificiel le plus simple est celui qui consiste à faire prendre directement à l'enfant le lait d'une femelle d'animal de taille moyenne, une brebis, une chèvre surtout. Avec des précautions, et beaucoup de douceur, on habitue ces animaux à donner leur lait aux nourrissons ; elles s'attachent même quelquefois vivement à eux. Sans rappeler ici l'histoire un peu trop ancienne des fondateurs de Rome, auxquels une louve servit de nourrice, j'ai vu moi-même des enfants, qu'une chèvre seule avait allaités. Un de mes amis qui s'était occupé de ce sujet, prétendait que le caractère d'une jeune fille ainsi nourrie se ressentait fortement des instincts de la nourrice, et qu'elle avait, comme celle-ci, des goûts de folâtres excursions, et pas mal de caprices imprévus assez peu goûtés par sa véritable mère; je ne me suis pas assuré du fait; peut-être mon ami prenait-il pour une singularité, ce qui n'était que l'application locale d'une loi générale au sexe du nourrisson. Mais que vais-je dire là!.. Je m'aperçois que je sors de mon sujet ; j'y reviens en

vous faisant mes excuses pour ma distrac-
tion.

Lorsqu'on ne fait pas prendre directement
à l'enfant le pis de la bête, le lait de vache,
est ordinairement employé. Mais il convient
de le couper d'abord avec un peu d'eau
légèrement sucrée, au tiers par exemple. Je
conseillerais comme tout le monde, de faire
le coupage avec de la tisane d'orge, si je ne
savais combien cette décoction tourne rapidement à l'aigre, et combien peu sont soi-
gneuses d'ordinaire les personnes chargées
de l'administration des repas de l'enfant.

Le lait de chèvre, celui de brebis conviennent aussi.

Le lait d'ânesse est celui qui présente la
plus grande analogie avec le lait de femme ;
il faut le préférer pour l'allaitement artificiel ;
on peut l'employer non coupé.

Lorsque les enfants ont dépassé le troisième mois, on peut supprimer graduelle-
ment la quantité d'eau ajoutée, leur estomac
plus fort, suffisant alors à la digestion par-
faite du lait de vache complet.

Le lait, quel qu'il soit, doit être donné
légèrement chaud à 38° par exemple ; mais
il ne doit être réduit à cette température
qu'au bain-marie, et l'on ne doit faire chauffer que le liquide nécessaire pour un repas. Partout où la chose est possible, l'ani-

mal doit rester à la portée de la nourrice,
qui ne retire chaque fois du pis que le lait
que l'enfant doit consommer en une fois ;
elle est de la sorte dispensée du chauffage,
qu'il est difficile de maintenir à son point. A
mesure que l'enfant grandit, on associe au
lait de petites quantités de matières féculen-
tes et sucrées, et l'on n'arrive à lui présenter des potages gras, ou des aliments
solides, qu'après que les premières dents
ont paru, comme je l'indiquerai plus tard.

On a proposé dans ces dernières années
l'adoption de laits artificiels, qui d'après les
idées d'un trop savant chimiste, devaient
avantageusement remplacer le lait naturel ;
mais ce ne sont là « qu'affaires de commerce
et de charlatanisme » comme le disait naguère à l'académie de médecine, M. Jules
Guérin. Le lait Liébig entre autres, n'a produit, d'après MM. Guibourt et Depaul, deux
hommes aussi très savants, quoique français, que les plus détestables effets, dans
quelques cas où il a été chez nous essayé.
Renvoyons donc à l'Allemagne ce produit
manufacturier, et sachons nous contenter de
ce que la bonne nature nous présente sous
la main.

Si nous voulons modifier la nature du lait,
nous avons d'ailleurs de sérieuses ressour-
ces, qu'il nous est facile d'invoquer. Diri-

geons d'abord avec soin le régime des animaux nourriciers. Qu'ils paissent en plein air, en liberté, dressés seulement à venir à l'appel. La nuit, fournissez-leur une étable saine, bien fraiche, bien aérée, une litière fréquemment renoüvelée. Dès le début, après la naissance de l'enfant, donnez-leur des végétaux frais, de l'herbe verte, quelques racines, la carotte par exemple, qui passait pour favoriser la production d'un lait léger et digestible, plus tard de la betterave dont les sucs sont plus riches et des fourrages secs.

En tout cas, prenez soin de la propreté de la peau, de la netteté du pis, dont le mauvais goût pourrait rebuter l'enfant qui tète, et même celui qui ne fait que boire le lait. On s'est enfin servi, non sans fruit, de la modification du lait de l'animal par les médicaments, et M. Péligot a montré depuis longtemps ce que l'on pouvait obtenir de cette méthode, mais je m'aperçois que j'empiète ici sur le domaine du médecin, et je m'arrête dès le début.

Si une propreté scrupuleuse doit être conseillée pour l'animal qui fournit le lait, elle doit être ordonnée pour les vases qui le reçoivent. Après chaque repas, l'excédent doit être rejeté et le vase nettoyé. Les biberons en verre sont commodes, mais leur nettoyage difficile fait préférer à quelques personnes la timbale, le verre et la cuiller.

Lorsque un bout en caoutchouc, ou tetterelle artificielle s'ajuste au bec du biberon, ou au goulot de la bouteille, un excès de soins deviendra de rigueur. Il doit être retourné chaque fois, soigneusement lavé et essuyé.

Qu'arrive-t-il en effet quand ces précautions sont négligées ? Quelques portions de lait y restent contenues. Ce liquide aigrit et fermente d'autant plus vite qu'il est en moindre quantité. Entraîné dans cet état dans l'estomac, au moment du prochain repas, il agit d'une manière fâcheuse sur cet organe si délicat, et le dispose aux irritations chroniques si fréquentes chez les enfants. N'est-ce donc pas la peine d'y songer ?... On voit de combien de soins minutieux, de combien de garanties doit-être entouré, pour ne pas devenir nuisible, l'allaitement artificiel. Aussi me croira-t-on maintenant plus autorisé à soutenir que ce mode ne doit être adopté que lorsque les deux autres font absolument défaut.

CHAPITRE IV.

DE L'ALLAITEMENT MATERNEL. — SES LOIS. SES MOYENS.

L'enfant vient de naître ; il va vivre dans un nouveau milieu, et partant avoir de nouveaux besoins. Jusqu'ici le sang de la mère l'a directement nourri ; maintenant il ne fournira plus que les matières premières, et des organes naguère presque inutiles vont fonctionner à leur tour. Le travail de l'allaitement commence. ; il va se prolonger pendant des jours et des mois, sans lasser, j'en suis sûr, votre patience appuyée sur l'amour.

L'instinct maternel suffirait peut-être pour vous dicter ce que vous aurez à faire ici ; voyons cependant si quelques conseils ne vous seraient pas utiles, si ce n'est pour activer votre zèle, au moins pour en prévenir les trop faciles écarts.

La rude épreuve de l'accouchement vous a fatiguée ; il importe d'abord que vous reposiez quelques heures, pendant que l'enfant lui-même est par les soins des femmes, lavé,

débarbouillé, et couvert de langes suffisants
pour lui éviter des refroidissements rapides.

Mais tout est actuellement en ordre ; quatre
ou cinq heures se sont écoulées. Cet intervalle d'ailleurs ne doit pas être complètement
perdu ; la garde aura fait prendre avec précaution quelques cuillerées à café d'eau sucrée, légèrement aromatisée à la fleur d'o-
ranger, ou même encore d'eau miellée dont
le passage dans le gosier pourra servir à débarrasser celui-ci des mucosités qui s'y trouvent, tout en excitant un peu plus tard les
fonctions nouvelles de l'estomac.

On porte l'enfant à sa mère ; ne croyez pas
qu'elle n'ait rien à lui fournir. Le liquide que
l'enfant retirera du sein est clair, peu ou
point nutritif, mais il possède les qualités
qui conviennent en ce moment au nourrisson, et ces qualités légèrement laxatives
aideront l'intestin à se débarrasser des matières excrémentitielles qui l'encombrent.
D'ailleurs ces premières succions attire-
ront le lait qui viendra plus vite gonfler
le sein. S'il ne retire rien d'un côté, mettez
le de l'autre ; partout il fera du bien et pré-
parera l'abondance prochaine. La fièvre de
lait survenant dans ces conditions est ordinairement plus légère. Cependant, si au moment de la première et plus forte poussée,
le nouveau né ne parvient pas à dégager suf-

fisamment l'organe, qui devient volumineux, du et douloureux, il convient d'en opérer le dégorgement artificiel, soit à l'aide d'un autre enfant plus âgé, ou d'une femme habituée, soit à l'aide de ventouses que l'on trouve aujourd'hui dans toutes les pharmacies, et dont le principe ou les formes sont variées.

Les premiers jours passés, un enfant bien portant suffira seul à maintenir l'équilibre et profitera de tout. Mais pour qu'il arrive à ce point, il importe de lui présenter le sein assez fréquemment dès le début.

Quand et combien de fois par jour?.. Il est difficile de donner à ce sujet de chiffre absolument rigoureux. On peut dire toutefois que deux heures d'intervalle suffisent entre chaque repas, et qu'il ne faut jamais dépasser trois heures. Si vous voyez, cet intervalle écoulé, l'enfant toujours endormi, réveillez-le par de légères excitations, parce que ce repos anormal résulte quelquefois de la faiblesse de sa vitalité, qui, sans provocation extérieure, irait toujours en s'épuisant.

Quelques enfants s'endorment en têtant ; réveillez-les ou déposez-les dans leur berceau.

Quant à la position la meilleure pour la mère et pour l'enfant, je conseillerais avec quelques auteurs, le coucher de la mère sur

le côté du sein qu'elle offre à son enfant, si
je ne craignais l'assoupissement de la nou' -
rice dans cette position et ses suites parfois
déplorables, c'est-à-dire la compression et
l'asphyxie du nourrisson. Il est, à mon avis,
préférable qu'elle soit assise sur le lit, le
buste soutenu, s'il le faut, en arrière, par
une épaisseur suffisante d'oreillers.

Lorsque des enfants faibles ou maladroits
ont de la peine à sucer le mamelon, si cette
difficulté ne provient pas d'une mauvaise
conformation de la bouche ou de la langue
retenue par un filet trop court, on les aide,
on leur donne du cœur à l'ouvrage, en faisant couler quelques gouttes de lait dans
leur bouche, en lavant le mamelon avec de
l'eau tiède, et l'arrosant ensuite de ce même
lait récemment obtenu.

Voilà donc les repas du jour séparés dès
le début par un intervalle de deux heures
environ ; il faut éloigner un peu plus l'un de
l'autre les repas de la nuit, afin de ménager
le repos de la nourrice. Celle-ci tâchera de
ne donner le sein que deux ou trois fois au
plus, à huit heures par exemple, minuit et
quatre heures du matin. On ne saurait croire
combien l'habitude fait rapidement sentir
son influence sur ces jeunes organisations,
et combien il est avantageux de les soumettre dès le début à la régularité des repas.

Lorsqu'ils en auront pris leur parti, et ce
sera d'ordinaire bientôt obtenu, quelques
légers vagissements troubleront seuls et rarement le repos de la nuit.

Quant à la quantité de lait que doit prendre à chaque fois l'enfant, quelques auteurs,
M. Natalis Guillot, M. Bouchard, M. J. Si-
mon, ont bien voulu faire des expériences
précises à ce sujet. Pour vous, n'y prenez
point garde, laissez l'enfant seul juge sur ce
point. Si vous avez du bon lait, je parie qu'il
n'en prendra jamais trop. Quelques enfants
cependant en arrivent là parfois, ce qui se
reconnaît au vomissement qui suit immédiatement ou de près la tétée; on peut alors, si
d'ailleurs on ne reconnaît pas d'autre cause
à ces accidents, les retirer plus tôt du sein.

A mesure que le nourrisson grandit, il
prend d'ailleurs toujours un peu plus de
nourriture. Cependant, il finit par être trop
exigeant; quelques tempéraments exception-
nels pourraient seuls à la fin suffire à la
satisfaction d'un appétit toujours croissant.

Dès l'âge de trois mois on peut donner
deux fois du lait de vache coupé, comme je
l'ai déjà indiqué dans le chapitre précédent
à propos de l'allaitement artificiel.

Mais ce n'est que vers l'âge de six mois
que l'on peut accoutumer l'enfant à digérer
une bouillie d'abord, composée de farine

lait, eau et sucre, ou bien biscotte bien râpée
additionnée de beurre et de sucre ; on varie
par de petits potages au lait.

Progressivement, à partir de cette époque,
vous donnerez un peu de semoule très cuite,
diverses pâtes de bonne qualité, des œufs
très frais et très peu cuits, jusqu'à ce que
vers l'âge de dix à douze mois, vous puissiez
présenter à l'enfant des potages au gras, des
bouillons de viande, et quelques aliments
solides enfin, qu'il sucera longtemps avant
de les avaler tout-à-fait.

Combien sont imprudentes et même coupables, les mères, qui, par ignorance ou paresse font avaler à leurs nourrissons, et
cela, comme je ne l'ai vu que trop souvent,
dès leur naissance, des aliments tels que
ceux que je permets à l'époque du sevrage !
Quel effort incessant pour ces estomacs si
débiles ! et bientôt quel irrémédiable épuisement. On voit de ces petits malheureux, qui
semblent prendre avec avidité, et comme
doués du plus robuste appétit et des meilleures forces digestives, tout ce qui tombe
sous leurs mains. Vous seriez tentée de les
admirer, si vous n'étiez d'ailleurs effrayée
par leur aspect chétif, leurs membres grêles,
leur ventre gros, et leur petite figure ridée.
Suivez-les encore un instant, et vous verrez
ces aliments malfaisants pour eux, ou rejetés

4

par les vomissements, ou rendus par les
selles, tels qu'ils ont été pris. Puis, au bout
de cela, l'épuisement et la mort. Des effets
non moins pernicieux sont produits par des liquides, donnés, surtout dans les campagnes,
aux enfants sous divers prétextes, le vin, les
liqueurs, le café. Tous ces excitants doivent
être, sauf approbation du médecin, complètement prohibés.

Lorsque l'enfant, grâce à ces progrès suc-
cessifs, conduisant en définitive à l'alimentation ordinaire et variée, arrive au bout de
l'année sain et bien portant, le moment de le
sevrer est venu. Cette opération, l'effroi loin-
tain des mères, ne présentera dans ce cas
aucune sérieuse difficulté.

Si l'on a pu remplacer, à partir du si-
xième mois, deux et successivement trois
et quatre tétées, par des repas composés
de lait, de bouillons, de potages divers, à
un an l'enfant ne prendra guère plus que
deux fois par jour le sein de sa mère, une
fois au matin, une seconde fois au commencement de la nuit ; bientôt ce dernier repas
est lui-même refusé ; la mère s'éloigne ensuite quelques jours, ou fait en sorte du
moins de ne pas être aperçue, et tout est
dit.

Voilà la marche simple, régulière, naturelle, dont il faut parfois presser les der-

nières étapes, devant certaines conditions
exceptionnelles dont les principales vont
être indiquées.

J'ai déjà dit, et la raison en est facilement
perçue, qu'il était convenable d'attendre
que l'enfant eut un certain nombre de dents,
pour animaliser sérieusement son régime.
La digestion dépend en effet d'abord d'une
bonne mastication ; mais s'il fallait attendre
que toutes les premières dents fussent sor-
ties, on ne sèvrerait qu'à trois ans au plus
tôt, ce qui serait beaucoup trop tard ; le moment le plus opportun est du douzième au
quinzième ou seizième mois, époque après
laquelle l'enfant est ordinairement pourvu
de toutes les incisives et des quatre premières molaires.

En tout cas, il ne faut jamais sevrer dans
la période même où se fait le travail de la
poussée des dents. Les jeunes sujets sont
alors ordinairement inquiets, malades ; ils
toussent, ils ne mangent pas, ou sont atteints
de dérangements des fonctions de l'estomac
et des intestins, de vomissements ou de
diarrhée, tous accidents qui contre indiquent
formellement l'usage exclusif d'une nourriture forte et nouvelle.

Je rappelle ici ce que j'ai déjà dit à propos des petits malades, qui prennent encore
volontiers le sein, alors qu'ils refusent avec

obstination toute autre espèce de nourriture.
Pareille réserve est à plus forte raison ordonnée, lorsque le nourrisson est malade,
quelle que soit d'ailleurs la cause première
de son affection.

La saison doit, encore, et par le même
enchainement de faits, être prise en sérieuse
considération. Le printemps ou le commencement de l'automne sont les époques qu'il
faut ordinairement adopter.

Enfin les maladies de la mère ou de la
nourrice peuvent exiger un sevrage anticipé,
et celui-ci peut être temporaire ou définitif.

Lorsqu'une maladie aiguë sérieuse sur-
vient soit au début soit à la fin de la lactation, la conduite à tenir sera différente dans
les deux cas.

Dans le premier, le lait se supprimant
très rapidement, ou même ne paraissant pas
du tout, il convient de temporiser, et de
donner au nouveau-né, pendant quelques
jours, de l'eau sucrée, additionnée d'un quart
et bientôt d'une moitié de lait de vache.

Si la maladie surprend la nourrice non
loin de l'époque où l'enfant doit être sevré
il faut avancer cette époque, et ne plus donner le sein.

« Pendant la lactation, une affection légère
» et de courte durée paraît avoir peu d'in-
» fluence sur la production du lait. Mais il

» n'en est pas de même, quand la maladie
» devient grave et se prolonge. La sécrétion
» alors se tarit, et alors même qu'elle conti-
» nue sans offrir d'altération appréciable à
» nos moyens d'investigation, l'état de l'en-
» fant, qu'on voit maigrir, s'étioler, et avoir
» de mauvaises digestions, indique une alté-
» ration de lait bien plus sûrement que le
» meilleur réactif chimique. Une inflamma-
» tion, une réaction vive dans un organe
» important la diminuent ou la font cesser. »
— Cazeaux, Accouchements, p. 1010.

Le lait des femmes atteintes de maladies
chroniques, phthisie, rhumatisme, etc., s'al-
tère aussi profondément et devient insalubre
pour le nourrisson. Le sevrage dans cet état
doit être immédiatement résolu, comme ne
manquera pas d'ailleurs de l'ordonner le
médecin à cette occasion consulté.

Il est des nourrices qui voient, à mesure
qu'elles donnent le sein à leur nourrisson,
le lait s'écouler de l'autre mamelle en abondance ; quelques autres se sentent même
ordinairement mouillées par le lait qui s'é-
coule de la glande ; de là double danger : le
lait est clair, séreux, peu nutritif, ce qui détermine une altération grave de la santé de
l'enfant et son dépérissement, d'autre part
la mère est épuisée par cette perte incessante,

Il ne faut pas, dans ces circonstances, hésiter à suspendre l'allaitement sous peine de voir la santé des deux intéressés gravement compromise ; le repos et un régime tonique suffiront pour remettre la mère; quant à l'enfant, la considération de l'âge qu'il a lorsque ces accidents se produisent fait qu'on le sèvre, ou qu'on lui cherche une autre nourrice.

Enfin pour ce qui concerne l'influence d'une nouvelle grossesse sur la masse ou la qualité du lait, je renvoie ce que je pourrais en dire au chapitre suivant.

Il est un moyen pratique et d'une exécution facile qui permet de s'assurer des qualités bienfaisantes, ou insuffisantes du lait. Les enfants à la mamelle, surtout dans le premier âge doivent gagner en poids de 25 à 30 grammes par jour, de 200 à 250 grammes par semaine, voilà la règle ; de légères oscillations au-dessous peuvent néanmoins être supportées , pourvu toutefois qu'elles ne soient pas constantes.

CHAPITRE V.

DU RÉGIME DES MÈRES QUI ALLAITENT. — DU RÉGIME DES NOURRICES MERCENAIRES.

On pourrait, au premier abord, croire que là division de mon sujet, ainsi constatée par mon titre, n'offre aucune importance et qu'il est fort indifférent que mes conseils s'adressent à la mère naturelle, ou bien à la mère d'adoption ; une pareille distinction est cependant parfaitement justifiée. S'il est, en effet, difficile, peut-être même dangereux d'exiger de la mère qu'elle modifie complètement son régime ordinaire, les nourrices mercenaires changent de position et d'habitudes d'une façon tellement peu ménagée, qu'il est fort utile de surveiller et de diriger la transition.

Les mères qui veulent nourrir leurs enfants doivent se soumettre aux précautions que l'on impose ordinairement aux nouvelles accouchées ; toutefois, il est permis et même recommandé d'être à leur égard beaucoup moins sévères sur la diète. Une alimentation modérée doit être ordonnée dès que les accidents de la fièvre de lait ont complètement cessé. La marche progressive vers le régime ordinaire doit être aussi plus rondement menée.

Lorsque le rétablissement est complet, il est, dans la plupart des cas, nécessaire d'augmenter le nombre et d'améliorer la qualité des repas ; c'est ainsi que le premier déjeûner du matin, et la collation de l'après-midi, ordinairement légers chez les jeunes filles, doivent comporter une alimentation solide, potages au gras, viandes froides.

Ce n'est pas cependant que je veuille prohiber les fruits ; ceux qui ne sont pas trop fortement acides sont au contraire bien indiqués. Quand aux assaisonnements, qu'ils soient d'un goût peu relevé ; l'abus du poivre, du sel, du vinaigre, pouvant donner des coliques et des malaises gastriques aux nourrissons. Le même inconvénient fera tenir en garde contre l'abus du vin, l'usage des liqueurs fortes et du café.

Le vêtement doit être ample à la poitrine ; il doit soutenir le sein, dont le poids considérable pourrait à lui seul devenir une cause d'engorgements, mais ne point le comprimer. Cet organe doit être tenu soigneusement à l'abri des refroidissements. alors surtout que l'enfant venant de téter, la succion y a appelé une plus grande quantité de liquides vitaux.

Cette précaution à prendre pour éviter le froid et les intempéries ne doit pas empêcher les mères de sortir fréquemment au grand air et de faire des promenades à pied, quoi-que sans fatigue ; sous ce rapport, le séjour à la campagne pendant l'époque de la lacta-tion ne saurait être trop vivement recom-mandé ; l'air pur, le soleil, la verdure, la vie calme des champs, tout se réunit pour garan-tir à la nourice un parfait équilibre du sys-tème nerveux, le bien être de tous les orga-nes, et par conséquent l'intégrité de toutes les fonctions, et la richesse des sucs nour-riciers.

Fuyez les grandes villes, ne serait-ce que pour fuir aussi les occasions parfois pressan-tes de distractions d'un autre ordre, les spectacles, les soirées, les bals, où les con-ditions hygiéniques sont si mauvaises et dont les attraits font d'ailleurs trop souvent oublier aux jeunes nourrices le devoir sérieux qui devrait les retenir à la maison.

Toutes ces causes d'excitations sensuelles sont détestables ; d'ailleurs le sommeil de la mère doit être autant que possible ménagé, et celles qui le peuvent feront bien d'avoir auprès d'elles, dans les premiers jours qui suivent l'accouchement, une garde qui leur

4.

portera l'enfant dans leur lit aux heures fixées.

Qu'elles ne s'alarment pas, comme le font toutes les débutantes, de quelques cris, d'un peu d'agitation.

Quel est l'enfant qui peut en être toujours à l'abri ? Qu'elles songent d'ailleurs que les émotions pénibles, les inquiétudes morales altèrent la qualité du lait, et peuvent rendre réel un mal imaginaire dès l'abord.

Tout ce que je viens de recommander ici pourra s'appliquer aussi sans doute aux nourrices mercenaires ; toutefois comme celles-ci seront prises le plus souvent parmi les habitants des campagnes, et même parmi les plus pauvres, il ne faut point les mettre dès le début au régime succulent que j'ai recommandé pour les mères vivant dans le sein de l'aisance ; une nourriture recherchée succédant tout-à-coup à l'usage des mets lourds et grossiers habituels, fatiguerait leur estomac, et nuirait soit à la qualité soit à la quantité du lait ; des légumes dès le début, des féculents doivent d'abord leur être présentés ; on sera par la suite bien à temps d'animaliser leur régime, ce qui n'est pas d'ailleurs indispensable du tout, si la femme était chez elle bonne nourrice sans cela.

Le même contraste doit être aussi soigneusement évité, dans la manière de vivre de la nourrice. Celle-ci quitte bien souvent la vie pénible des champs, le travail sans trève, et n'est que trop disposée à se laisser énerver par le repos et l'inaction; j'en ai vu qui moissonnaient tout un jour d'été, avant de prendre un nourrisson à la ville, et que l'on ne pouvait au bout de quelques mois décider à porter l'enfant hors de la maison.

Donnez-lui donc aussi les premiers jours quelques travaux pénibles à faire, exigez d'elle, sous divers prétextes, des courses suffisantes et répétées ; la nourrice et l'enfant s'en trouveront également bien tous deux.

Quand aux abus de boisson, à la moralité, aux qualités du caractère, j'ai déjà dit ailleurs ce qu'il fallait éviter ; je n'y reviendrai pas ici.

On redoute, non sans raison, la coexistence d'une nouvelle grossesse avec la lactation. Ce n'est pas que le lait, dans ces conditions, puisse acquérir, comme on le croit généralement, des qualités dangereuses. Non ; mais sa quantité diminue si bien, sa richesse décroît si rapidement, qu'il ne peut plus d'aucune manière suffire à l'entretien du nourrisson, qui dépérit à vue d'œil.

Vous savez avec quels regards jaloux les mères surveillent à ce sujet les moindres démarches des nourrices, et combien elles goûtent peu les visites des maris.

Mais si l'état de grossesse est seulement soupçonné, le bien de l'enfant exige absolument que l'on appelle un médecin, ou une sage-femme instruite et capable d'établir dans les premiers mois un diagnostic probable et sérieux, En cas d'affirmative, et si le doute n'est pas permis, livrez le plustôt possible l'enfant à quelque autre nourrice, ou sevrez-le, s'il est en ce moment possible de le faire sans danger.

Quand au retour et à la persistance des règles ce n'est point un obstacle à l'allaitement, à moins que leur abondance inusitée fatiguât la mère de façon à lui faire perdre la plus grande partie de son lait.

CHAPITRE VI.

DES VÊTEMENTS ET DU COUCHER DE L'ENFANT.

L'infinie variété des mœurs et des habitudes des divers peuples qui couvrent le globe, ne se fait peut-être nulle part aussi vivement sentir que dans la manière dont les mères habillent et couchent leurs nouveaux-nés. Partez en effet du petit africain jeté tout nu comme un fardeau sur le dos de sa mère, où quelque lambeau d'étoffe, ou simplement quelque large bande d'écorce le retient, pour arriver au nid de dentelles et de gaze où repose le petit enfant du riche Européen ; que de degrés ! que de formes diverses, résultant souvent du caprice, quelquefois aussi de la nécessité !

Pour nous, contentons-nous de voir ce qui doit être recommandé, nous tenant aussi loin de la négligence que du luxe inutile.

Est-ce peine perdue que d'apprendre à la mère à bien coucher un enfant qui passera, les premiers mois de sa vie, dans son ber-

ceau, tout le temps qu'il ne passera pas au
sein ?

Avec quel soin ne doit-on pas d'ailleurs
préserver des intempéries un être si frêle et
si délicat! Les mères le sentent bien, et je suis
tout prêt à convenir que dans nos pays civi-
lisés, elles risquent plutôt de pécher par
excès de zèle. Voyons par conséquent ce qui
doit suffire, mais ce qu'il faut pourtant savoir
à ce sujet.

Hâtons-nous de dire tout d'abord qu'autant
je suis ennemi d'un emmaillotage sévère,
qui réduit l'enfant à l'état de momie rigide,
autant je crois nécessaire une maintenue soigneuse de ses petits membres, incapable qu'il
est d'en diriger lui-même les mouvements.

Protection et douce accommodation, voilà
ce qu'il faut demander aux langes comme aux
vêtements : voici ce que dans ce but on peut
employer de plus simple et de plus commode.

Le berceau doit être en bois, mais à claire-
voie; on en fait dans nos campagnes d'excel-
lents en osier, ou en baguettes de coudrier ;
l'air circule de la sorte jusque sous le sommier, et peut entraîner en se renouvelant
partie des émanations insalubres dont il est
si souvent le point de départ. Ce sommier
sera formé simplement par un sac de toile
bourré de paille, de balles d'avoine, de crin
ou de feuilles sèches de maïs. Il est indis-

pensable que la nourrice en ait plus d'un à
son service, de manière à ce qu'elle puisse
le renouveler tous les jours, pendant qu'elle
nettoie et fait sécher celui qu'ont sali les dé-
jections de l'enfant.

Où doit être placé le berceau ?... Sans
doute, à la portée de la nourrice, près de
son lit, et de façon à ce qu'il ne puisse être
renversé sous l'influence de l'agitation du
nourrisson, ou de quelque mouvement im-
prudent de la nourrice elle-même. Que des
rideaux légers le garantissent des courants
d'air en hiver, sans l'enfermer complètement,
et qu'une gaze transparente le recouvre pendant l'été, pour garantir le petit dormeur des
insectes qui troubleraient son sommeil.

Mais ce que j'exige absolument, c'est que
ce berceau soit placé totalement en dehors
de tout courant d'air possible, je ne dis pas
seulement d'une fenêtre à une autre, de la
porte à la fenêtre, mais encore de la porte
ou de la fenêtre à la cheminée. Sous ce rapport le conseil qu'a donné le docteur Mazier
de faire coucher les enfants dans des alcôves
larges et bien aérées, doit être pris en sérieuse considération, quoiqu'il soit difficile
de faire de cette précaution, comme le fait
notre estimable confrère, un préservatif certain contre le croup.

Sur ce lit ainsi disposé seront étalées

quelques pièces, et d'abord une petite couverture en molleton, et par-dessus un drap, le tout recouvrant le sommier, la couverture seulement pendant les premiers jours et pendant les temps froids.

Venons-en maintenant aux langes qui seront directement en contact avec le corps de l'enfant.

Sur le drap ou serviette nous les placerons dans l'ordre suivant, en les superposant :

1° Une pièce dite maillot ou pièce à cordons, assez large pour embrasser le corps de l'enfant revêtu de ses autres langes, assez étroite pour que les cordons puissent être noués sans qu'il soit nécessaire de leur faire faire le tour du corps tout entier ;

2° Un lange beaucoup plus long en flanelle, molleton, ou tissu de coton, suivant la saison ;

3° Un petit drap ou serviette.

Prenons maintenant entre nos bras le nouveau né, qui vient de nous être remis par la sage-femme, bien propre, bien nettoyé; nous recouvrons sa tête, d'abord d'un petit bonnet de toile fine, puis d'un second bonnet suivant la saison, de laine ou de coton, je ne parle pas du troisième que vous avez brodé, madame, avec amour, et qui ne sera là que pour la forme ; je vous le passe, et comment

pourrions-nous faire autrement ? Voyez
comme il crie, le marmot, comme il devient
tout rouge de colère ; c'est qu'il était naguère
plus au chaud, hâtons-nous de lui rendre
une température plus douce, passez-moi
tous ces petits langes que vous avez fait
légèrement chauffer, ainsi que ceux sur lesquels nous allons le déposer.

La poitrine sera préservée par la petite
chemisette de toile fine, et par un corset ou
brassière de laine ou de coton; ces deux
petits vêtements sont à manches, fermés par
devant et ne dépasseront pas le haut des
fesses ; ils se fixeront en arrière, le premier
par un simple ruban, le second par trois
petits cordons plats également espacés.

Déposons maintenant le marmot sur la
couche ; voyons si le cordon ombilical est
bien préservé par la compresse fendue qui
l'entoure, et la bande qui le relève sur l'ab-
domen ; rien n'y manque ; c'est bien.

Prenons les bords de la serviette sur laquelle se trouve couché l'enfant, ramassons-
les autour de son corps, en ayant bien soin
de fixer les bras tout du long, et de l'enrou-
ler séparément autour de chaque jambe,
pour leur éviter des frottements pénibles, et
replions-la sous les pieds; répétons la même
opération pour les langes de flanelle ou de
coton, tout en négligeant cette fois de les

replier entre les jambes ; fixons enfin solide-
ment le tout par le lange que nous avons
placé le premier sur la couche, ou pièce à
cordons, tout en prenant garde de ne pas
trop en resserrer les liens. Mais que vais-je
recommander là ?... Toute femme un peu
soigneuse fera cela cent fois mieux que je
ne pourrais l'indiquer moi-même. Un seul
mot encore cependant ; dans tout cela pas
d'épingles ; qu'elles soient à jamais bannies
de la toilette des enfants, qu'elles blessent
souvent, sans qu'on s'en puisse autrement
rendre compte que par les cris de ces pauvres petits que rien ne peut consoler.

Recouvrons enfin le nourrisson dans son
berceau d'une couverture légère ou de deux
s'il est besoin, fixées contre ses parois;
ajoutons, par excès de précaution, un léger
ruban de laine décrivant quelques zigzags
entre ses bords à claire-voie.

La tête doit être légèrement relevée par
un très petit oreiller, garni de même que
le sommier, il sera bon aussi de placer l'enfant légèrement incliné, tantôt d'un côté,
tantôt de l'autre, afin qu'il ne prenne point
l'habitude de dormir dans une seule position.

Pendant les premiers jours l'enfant dor
presque tout le temps qu'il ne passe pas au
sein ou à la toilette, mais petit-à-petit il

s'habitue à rester éveillé plus longtemps, et vers la fin de la lactation il ne dort que quelques heures vers le milieu du jour.

Dormir, c'est bon à dire, va me dire plus d'une nourrice, mais quelle peine ne faut-il pas souvent se donner pour procurer le sommeil à ces petits personnages !.. Bercer et berceau, c'est tout un, et quelle manœuvre agaçante ! ..

Sans doute, répondrai-je, vous feriez bien de ne pas bercer du tout et de supporter dès les premiers jours avec patience les vagissements de ce petit être qui ne sait faire que cela pour manifester sa vie. Songez donc que vous venez d'emprisonner ses membres ; il n'a que sa langue de libre et, ma foi ! il s'en donne à cœur joie, voyez tout simplement s'il a besoin de vous, ou si quelque pièce de ses langes le gêne, et cette revue soigneusement faite ne vous en inquiétez plus.

Est-ce à dire que je condamne, comme certains hygiénistes l'ont fait, l'habitude qu'ont les nourrices de bercer les enfants ? A vrai dire, je ne le puis ; je sais qu'on peut, et même si vous le voulez, qu'on doit s'en passer ; mais que ce balancement monotone devienne le principe des maladies et des débilités du cerveau, c'est ce que je ne puis admettre. Messieurs, disait Talleyrand, surtout, pas de zèle. Toutefois rompez, si vous le pouvez, avec cette vieille habitude, si vieille ma foi, que je la crois du même âge que l'humanité ; vous y trouverez votre profit, mais peu de nourrices en viendront à bout.

Lorsque l'enfant doit être levé, les mêmes pièces de vêtement vous serviront ; vous aurez toutefois une brassière un peu plus longue ; vous laisserez les bras en dehors des langes ; vous couvrirez au besoin les épaules d'un mouchoir en cravate, et vous ajouterez par-dessus le tout une robe chaude et très-longue ; si même le froid est vif, vous pouvez lui donner un manteau, dont le capuchon préservera sa tête.

Quand à la position qu'il convient de lui donner sur le bras de sa nourrice ou de sa bonne, je ne vois aucune raison pour modifier la coutume française, qui le fait tenir d'abord couché, un peu plus tard relevé, enfin soutenu assis sur le bras gauche.

Après l'âge de trois ou quatre mois, et quand l'enfant a déjà grandi, raccourcissez sa robe qui doit encore dépasser les pieds ; laissez les jambes libres, vous les protégerez par de petits jupons, des bas et des chaussons de laine ; continuez, quoiqu'on en ait dit, à l'emmailloter pendant la nuit ; sa santé future n'y perdra pas ; sa propreté présente y gagnera beaucoup.

Plus tard encore, c'est-à-dire vers l'âge

de huit à dix mois, alors que vous laisserez
à l'enfant sa liberté complète, et que vous lui
permettrez de jouer ou sur le gazon ou sur
un tapis, que sa robe et ses jupons ne dépas-
sent pas la cheville ; il s'embarrasserait à
tout instant dans un vêtement plus long.

Garnissez ses chaussons de semelles de
cuir doux, mais assez épais, et sur son bonnet ajoutez un bourrelet, qui lui rendra de
fort grands services, et vous épargnera bien
des inquiétudes. Cette précaution, quoi qu'en
aient dit quelques médecins, ne le fera pas
tomber plus souvent ; les parapets n'ont jamais engagé personne à les franchir pour
aller se noyer sous les ponts.

J'aurai tout dit sur le vêtement, lorsque
j'aurai signalé l'avantage des bavettes, petits
carrés d'étoffe épaisse et piquée, que les
nourrices ont la précaution d'attacher sous
le menton des enfants, et de fixer sur la poitrine au moment où le travail de la dentition
détermine la fluxion des gencives et une
abondante salivation. C'est un détail, mais
plus sérieux qu'il n'en a l'air. Sans la ba-
vette l'enfant mouille complètement sa robe
et cette humidité se transmettant à la poitrine peut être une cause notable de refroi-
dissement et de rhume.

Les robes des jeunes enfants doivent être
de préférence en laine, qui conserve davan-

tage la chaleur naturelle et s'oppose aux brusques refroidissements. Couvrez les avec modération, mais pas de jambes, pas d'épaules nues, cela ne peut être de mise chez nous. Si votre enfant a la peau blanche et rose, gardez-vous de l'exposer au grand air. Si vous parveniez à faire des jalouses, vous risqueriez de faire un petit malade aussi.

CHAPITRE VII.

SOINS DE PROPRETÉ. — HYGIÈNE PHYSIQUE
ET MORALE.

La propreté, dit le proverbe est une demi-vertu. Je le veux bien, mais j'ajouterai que cette qualité devient facilement une vertu complète, lorsque, logée chez la mère de famille, elle s'applique non-seulement à la tenue de la maison, mais encore aux soins exigés par ses plus faibles habitants.

Cette vertu là, comme bien d'autres, a, j'en suis sur, un commencement de récompense ici-bas. Voyez ces enfants sales, mal tenus ; admettons pour un moment que leur santé ne souffre pas de ce manque de soins. Quel effet, dites-moi, feront à l'œil du visiteur ces plaques noires ou bistrées, qui creusent les joues, enfoncent les yeux dans leurs orbites ? Tout cela fera penser que la misère ou la maladie se sont appesanties sur ces jeunes têtes, et règnent dans cette maison ; et pourtant comme il eut été facile de montrer à ces curieux des joues rondes et fraîches, des yeux clairs et brillants. Un peu d'eau pure, quelques instants bien employés leur auraient fait dire à coup sûr : Que ces enfants sont beaux ! Quelle mère soigneuse ! Quelle bonne nourrice ils ont eu là !

Mais quand faut-il commencer ? A quel âge faut-il débarbouiller les marmots ? — A quel âge ? — L'enfant vient de naître, voilà le moment. Prenez-le sur vos genoux sur un linge doux et chaud. Voyez vous cette couche blanchâtre et comme graisseuse qui recouvre le nouveau-né ? Il faut l'en débarrasser. Prenez un peu d'huile fraîche, d'amandes, d'olives ou même d'œillette, et commencez à l'essuyer avec ce linge fin que vous en aurez imbibé. Passez et repassez, mais avec douceur et sans efforts. Voilà la peau qui paraît rose et fraîche ; essuyez-la bien maintenant ; ce sera votre affaire de la conserver toujours ainsi. Vous aurez, je vous en avertis, fort à faire dans les premiers instants. L'enfant se débarrassera d'abord de toutes les impuretés, dont ses intestins s'étaient remplis pendant toute la durée de son séjour dans le sein maternel. Changez son linge fréquemment, parce que ces matières sont irritantes, et pourraient par leur contact prolongé rougir et rendre douloureuses les parties le plus exposées.

Comment procéder à ces lotions qui doivent se répéter si longtemps ? Vous avez à

choisir entre deux systèmes. Les uns veulent que l'enfant soit baigné chaque jour,
d'abord dans de l'eau tiède, un peu plus tard
dans de l'eau simplement dégourdie, enfin et
surtout pendant l'été, dans de l'eau tenue
simplement à la température environnante.

Les autres se contentent d'éponger et de
laver l'enfant avec le même liquide. Je crois,
en général, ce dernier mode préférable. Le
bain quotidien est parfois difficile ; bien des
circonstances peuvent faire qu'il devienne
même impossible. Les lotions simples se
font partout et facilement. Un peu d'eau
chaude suffit pour se procurer en quantité
suffisante du liquide à la température voulue.
D'ailleurs, vous pourrez avoir recours aux
bains une fois tous les huit jours, tous les
quatre ou cinq jours, si vous avez envie de
mieux faire.

En tout cas, faites les lotions avec soin ;
essuyez bien l'enfant, soit après la lotion, soit
après le bain, et ne le remettez sur son lit ou
sur vos genoux que parfaitement sec.

Hâtez-vous maintenant de le recouvrir de
ses langes ou de ses habits ; tout ce travail
peut bien l'avoir un peu refroidi, mais vous
verrez qu'il se réchauffera bientôt. Saupoudrez
légèrement d'intervalle des fesses, le pli de
l'aine, la partie interne des cuisses, et généralement tous les replis de la peau, d'une

5

poudre fine, impalpable, que vous trouverez
chez les pharmaciens, sous le nom de poudre de Lycopode ; cette poudre protégera
les parties contre les frottements qui les
irritent, et absorbera l'humidité qui s'y conserve si facilement. Ces lotions devront être
faites, ces soins devront être donnés, toutes
les fois que l'enfant en aura besoin, et dès
que vous serez avertie d'une expulsion des
matières fécales.

La tête demande une attention toute parti-
culière. Elle se recouvre ordinairement chez
les nouveaux-nés d'une couche noirâtre assez
fortement adhérente, et que quelques personnes croient utile de respecter dans l'intérêt de l'enfant. C'est une erreur. Cet enduit
est réellement formé la plupart du temps
par un parasite végétal, dont la présence
prolongée ne peut qu'être nuisible. Brossez
donc sa tête légèrement avec une brosse de
flanelle ; si cela ne suffit pas, il faudrait commencer par humecter la partie colorée avec
un peu d'huile douce, ou tout autre corps
gras, et peu de temps après, revenir aux
frictions ménagées, qui en auront alors plus
aisément raison.

L'intérieur des oreilles, dans quelques cas
l'intérieur des narines doivent être aussi
débarrassés des mucosités et des matières
adipo-cireuses qui s'y rassemblent, au moyen

d'un linge fin, plié en quatre, et présenté par son coin, ou bien roulé comme un cornet.

Je n'aurai point tout dit au sujet de la propreté, si je ne recommandais aux mères d'habituer les enfants à satisfaire leurs besoins sur le vase, dès qu'ils peuvent sans inconvénient y être retenus assis. Dès l'âge de trois mois par exemple, on profitera des heures où l'expérience apprend qu'ils salissent ordinairement leur couche pour les y présenter. Tous les jours, et plusieurs fois par jour, on revient à la charge, mais toujours aux mêmes heures. Avec de la patience et de la persévérance, on finira par obtenir une régularité d'habitudes, qui ne peut être encore exigée de la volonté, et qui ne s'établirait d'elle même que beaucoup plus tard. Cela dispensera de beaucoup de frais et de beaucoup d'ennuis.

Un des points les plus essentiels de l'hygiène de l'enfant est celui qui consiste à régler les exercices du corps. On ne peut établir de loi précise là-dessus. La vigueur naturelle à chaque sujet doit en diriger l'établissement particulier. Voici toutefois ce que l'on peut recommander d'applicable à tous.

Promenez-le d'abord au grand air, le plus souvent possible, en prenant toutes les précautions indiquées déjà pour le garantir des intempéries des saisons.

On peut le sortir lorsque la température
est égale et douce, dès l'âge de quinze jours ;
lorsque la saison est inégale ou froide, il
convient d'attendre plus longtemps, et de
raccourcir beaucoup la durée des promenades.

Les premières seront courtes ; petit à petit
leur durée sera prolongée, jusqu'à ce qu'on
arrive à faire profiter l'enfant pendant plusieurs heures chaque jour de la lumière et
du soleil. Je répèterai que pendant les premiers mois, il faut le porter à demi-couché
sur les bras, la tête appuyée sur un coussin.
Lorsqu'il peut soutenir seul cette partie du
corps, on l'asseoit sur les bras, en se con-
tentant de soutenir les reins.

Vers l'âge de cinq ou six mois, on peut
l'abandonner à lui-même sur une natte ou sur
un tapis ; il s'y roule d'abord, puis finit par
s'y asseoir un instant, enfin il y conserve
son équilibre dans cette position. Bientôt il
rampera sur les pieds, sur les mains, tom-
bant souvent pour se relever encore ; puis il
s'accrochera aux meubles, aux jupes de sa
mère, il cherchera à se soulever, à faire un
pas, pour vous rejoindre ou pour atteindre un
joujou favori. Voici le moment venu de l'aider. Donnez-lui votre main, et soutenez-le
seulement, le livrant d'ailleurs à son initiative toute seule. Vous verrez combien ce

système de confiance et de liberté lui sera favorable. Vous ne risquerez pas de la sorte de fatiguer ses os encore très tendres, en le tenant par force debout. Puis, il commencera de bonne heure à compter un peu sur lui-même, et se tirer tout seul d'embarras. Il n'aura que trop souvent dans la suite de sa vie l'occasion d'apprécier l'excellence de cette formule d'éducation.

Ce point m'amène à dire quelques mots de la direction morale que l'on doit imprimer au caractère des enfants, et c'est par là que je terminerai cette partie de mon ouvrage. Ce mot de direction morale va paraître bien gros à propos d'êtres aussi faibles, et pourtant je dois le maintenir.

Il est certain que l'enfant qui vient de naître n'aura rien à gagner ici. Mais à mesure qu'il grandit, et même dans le courant de la première année de sa vie, son intelligence prend plus de développement qu'on ne croit. Il suffit, pour s'en convaincre, d'examiner attentivement un enfant qui crie sans pleurer, par caprice, alors qu'il veut obtenir quelque chose. Voyez comme il se retourne de temps en temps, pour observer quel effet sa musique aura produit sur vous. Si vous cédez, votre ascendant est perdu. Laissez-le crier; l'enfant las de ce travail inutile, abandonnera la lutte plus ou moins vite, mais ses

accès de colère, au lieu d'aller en croissant,
diminueront de plus en plus d'intensité. Il
ne criera bientôt que poussé par la faim, le
malaise ou la douleur. Ces cris là, par exemple, il faut les écouter, les comprendre, pour
parer au besoin qu'ils signalent. Pour les
autres, le mieux est de se boucher les oreilles.

Une habitude déplorable que n'ont que trop
généralement les nourrices de tous les pays,
c'est d'apprendre à leurs nourrissons à bat-
tre ce qui leur déplaît, ou leur a causé quelque sensation pénible. Il en est même qui
semblent prendre plaisir à se faire souffleter
par leurs petites mains, en leur refusant le
sein aux heures ordinaires, ou quelque petit
objet qu'ils réclament, et cela pour jouer.
Dépouillez-vous de ces enfantillages, qui
conduisent à de sérieuses conséquences, que
vous subirez plus tard malgré vous.

Apprenez plutôt à l'enfant à se garer des
accidents, en le laissant s'instruire de leurs
fâcheuses suites par sa propre expérience,
arrêtée à propos par votre sage et maternelle
surveillance. Soyez certaine qu'il apprendra
bien vite, et grâce à vous sans trop souffrir,
qu'il n'oubliera plus que le feu brûle, que
le bois et la pierre sont durs, toutes choses dont vous ne pouvez encore le convaincre par les seules forces de la raison. Cela
diminuera dans peu beaucoup votre peine,

et les risques de blessures de votre cher
petit enfant.

Mais, si je vous conseille de résister aux
caprices, ne croyez pas que je vous demande de gouverner par la terreur. Ne pré-
sentez jamais d'épouvantail aux enfants. La
crainte est un sentiment raisonnable, hu-
main ; mais ce sentiment ne peut être utilement saisi que par des esprits déjà fermes,
qui ne l'acceptent qu'après examen. La
frayeur que vous communiquez aux petits
enfants par vos gestes, vos regards ou vos
paroles n'agira sur eux qu'à la façon d'une
correction brutale qui réprime et ne rend
pas meilleur. Les historiens ont souvent ad-
miré que tel grand homme blêmit à la vue
d'une araignée, que tel autre pâlit en aper-
cevant un rat, que tel héros se troublât pendant l'orage, lorsqu'il avait affronté, sans
sourciller, la mort bien autrement menaçante
sur les champs de bataille. Les philosophes
ont divagué là-dessus, Dieu sait comme !...
Moi qui n'ai jamais pu philosopher de ma
vie, je vais pourtant vous donner le mot de
l'énigme.

C'est que la nourrice du premier, un jour
d'agacement, lui avait montré une grosse
araignée velue, en le menaçant de le faire
saisir par les longues pattes crochues de la
bête ; c'est que la nourrice du second et

celle du troisième les avaient également ef-
frayés, l'une d'un gros rat pris au piége, l'autre
des roulements du tonnerre.

Voilà comment on peut pour toujours
graver un trait faux, imprimer un caractère
bizarre sur un esprit neuf, ouvert sans dé-
fiance à toutes les impressions.

Songez-y, je vous le répète : et pour tout
résumer en un mot, n'oubliez jamais que ce
petit enfant doit être un homme quelque
jour.

CHAPITRE VIII.

DE LA MÉDECINE MATERNELLE.

Voulez-vous savoir, Madame, quelle est la meilleure médecine maternelle ? Elle consiste toute dans les soins que vous prodiguerez chaque jour à votre nourrisson bien portant. Suivez avec conscience, mieux encore avec amour la ligne de conduite que je viens de vous tracer ; vous aurez prévenu bien des maux que les docteurs eux-mêmes n'auraient peut-être pas su guérir. Ce sera là de la bonne médecine, de la médecine hygiénique et préventive.

Quand à la médecine qui s'adresse au mal établi, savez-vous que son étude épuise la vie d'un homme, j'entends d'un homme intelligent, et que celui-ci, quand il arrive au bout de sa carrière, s'aperçoit qu'il est bien loin encore du but qu'il s'était proposé d'atteindre !

« *L'art est long, et la vie est courte,* » disait non sans mélancolie, notre aïeul Hippocrate, malgré le vaste génie qu'il avait reçu de

5.

Dieu, malgré son incessant et fertile labeur.

Comment donc pourrions-nous vous apprendre en quelques heures, ce que nous avouons rester encore voilé de quelques brumes dans notre esprit, après des travaux pratiques, des lectures, et des méditations si longuement poursuivies.

Je ne veux donc point terminer ce petit livre par une stérile ou même dangereuse énumération de maladies et de remèdes. Vous trouverez ailleurs ce que je ne veux point mettre ici ; peut-être ferez-vous bien de ne pas le chercher.

En tout cas, je me contenterai de vous faire part d'un petit nombre de réflexions sur quelques points concernant les maladies de la première enfance, points autour desquels l'ignorance, les préjugés et les systèmes médicaux eux-mêmes ont petit à petit amassé des obscurités qui les défigurent aujourd'hui complètement dans l'esprit du public.

Ces points, je les réduis au nombre de trois, sur lesquels je tâcherai de vous procurer quelques notions justes en peu de mots ; ce sont : 1° les gourmes ou croûtes de lait ; 2° les accidents de la dentition ; 3° les accidents causés par les vers.

1° *Gourmes ou croûtes de lait.* — On connaît sous ce nom une éruption envahissant dans une étendue variable la tête et surtout

le front et le cuir chevelu, éruption caracté-
risée par des boutons pleins d'un liquide
jaunâtre qui se concrète à la surface de la
peau. De là des croûtes épaisses, quelquefois
colorées en brun ou en noir par quelques
gouttes de sang. Cette maladie, rare dans
certains pays, est au contraire très fréquente
dans d'autres où le tempérament lympha-
tique prédomine.

Faut-il respecter cette éruption, la consi-
dérant comme une sorte d'effort que fait la
nature pour se débarrasser d'un principe
malfaisant ? A cette question, les anciens ré-
pondaient unanimement, oui. Les modernes
sont partagés, les uns disent oui, les autres
disent non. Cependant il faut prendre un parti.
La présence des croûtes irrite le cuir chevelu ; les démangeaisons portent les enfants
à se gratter, et cela détermine des excoria-
tions de la peau. De là le sang qui noircit
les croûtes ; de là secondairement des gon-
flements des glandes du cou, des suppurations et plus tard des cicatrices. Tout cela
ne peut se voir d'un œil indifférent. Voyons
donc ce qu'il faudra faire.

Je vais donner le résultat de ma propre
expérience, puisqu'il est aujourd'hui de bon
goût de prétendre que celle des siècles passés
n'est bonne à rien. Je n'hésite donc pas à
déclarer que ces éruptions-là doivent être

ménagées, remarquez bien que je ne dis pas
respectées.

Cette maladie est une crise ; mais on peut
essayer d'en atténuer les effets sur place, en
déterminant une dérivation ailleurs. Ainsi
l'on doit calmer l'irritation locale par des
lotions adoucissantes, des cataplasmes de
fécule, et tous autres agents locaux non
dangereux ; en même temps l'on détermine
de temps en temps au moyen de doux purga-
tifs un flux sur l'intestin, et dans l'intervalle
on essaie de modifier les humeurs par l'em-
ploi suffisamment prolongé des agents antis-
trumeux, les amers, les préparations iodées,
l'huile de foie de morue surtout. Afin de prévenir la formation des croûtes, on peut recouvrir les parties malades de taffetas ciré,
et même de quelques feuilles inoffensives,
les feuilles de bette par exemple, que l'on
remplace ou que l'on nettoie souvent. Si
l'écoulement n'est pas abondant, des linges
enduits de cérat simple ou de glycérine suffiront ; abstenez-vous en tout cas de lotions,
des pommades astringentes, qui peuvent
sans aucun doute guérir le mal de la peau,
mais qui ne serviront qu'à déterminer sur
les organes internes et nobles les plus re-
doutables et les plus funestes accidents,
comme je n'en ai vu que de trop nombreux
exemples

Accidents de la dentition. — Un enfant vers l'âge de six ou de huit mois a de la diarrhée ; il a des convulsions ; c'est la faute à la den-tition ; que les dents sortent et tout sera guéri. En attendant, vous vivez tranquille, et la diarrhée le mine ; l'épuisement que celle-ci détermine creuse ses yeux, ride sa peau, et le réduit au marasme ; ou bien, les accès de convulsions se répètent, et dans le cours de l'un d'eux, il succombe.

Ne vous endormez donc jamais sur la foi de cette banale explication. Sans doute la dentition détermine parfois la diarrhée. L'inflammation de la gencive peut, comme l'érysipèle qui grandit et s'étend autour d'une écorchure se propager jusqu'à l'estomac et jusqu'aux intestins, et devenir le véritable principe du mal. Mais ce mal lui-même acquiert vite le droit à une existence indépendante et lui seul est responsable de tous les dégâts. Il peut être arrêté sans que l'évolution des dents soit elle même entravée. N'attendez donc jamais trop longtemps la crise ; peut-être celle-ci viendrait-elle trop tard.

Dès qu'un nourrisson est atteint de diarrhée depuis plusieurs jours, malgré la suppression de tout autre aliment que le lait de sa nourrice, dès que des accès nerveux de spasmes, de convulsions se présentent, fer-

mez votre porte aux voisins, et ne l'ouvrez
qu'au médecin. Lui seul saura vous dire jusqu'à quel point vous pouvez attendre, et
pourra vous indiquer le moment ainsi que
les moyens de l'intervention.

3° *Les vers.* — Que leur compte est long !..
Quel passif, s'il fallait en croire les commè-
res n'auraient-ils pas à solder !... Un enfant
meurt asphyxié !... Les vers l'ont étranglé.
Il meurt en gémissant !... Les vers l'ont sai-
gné !... il maigrit et tombe dans le marasme !..
Les vers le mangent. Et tout cela, vous l'en-
tendez répéter ici, là, partout, chez le riche
et chez le pauvre, chez l'homme instruit et
chez l'ignorant !.. C'est si commode en
effet ! si commode, que je ne puis m'empêcher de croire que cette terrible réputation n'ait eu son point de départ dans la
négligence réelle de plus d'un confrère du
temps passé. Songez donc qu'ils manquaient
des précieux moyens de diagnostic que
nous possédons maintenant, de l'auscultation
surtout. Puis les personnes de l'entourage
étaient si contentes d'entendre dire au docteur : Ce sont les vers... Ah ! je vous l'avais
bien dit.

Qu'y a-t-il de vrai dans tout cela ?... Que
doit-il rester de cette évidente exagération ?
C'est que la présence des vers en nombre
suffisant dans les organes digestifs des en-

fants peut les rendre en effet malades, surtout
par le mécanisme de ce que les physiolo-
gistes appellent l'irritation réflexe du sys-
tème nerveux.

Ordinairement ces parasites ne détermi-
nent que des accidents passagers et de faible
intensité qui cèdent facilement à l'administration de la mousse de mer, du semen contra
ou de son dérivé la santonine. Les accidents
graves ne sont heureusement que de rares
exceptions.

Dailleurs les enfants qui ne mangent pas
encore ne doivent pas en avoir.

Recevez donc comme règle absolue, que
lorsque votre enfant vous paraîtra sérieusement malade, il ne vous est pas permis de
mettre les vers en cause, et que c'est une
obligation pour vous de soumettre le cas au
médecin. Vous n'aurez plus alors qu'à suivre
ses prescriptions, qui mettront probablement
un terme à sa souffrance, et dans tous les
cas votre responsabilité morale à couvert.

Ce qu'il vous est utile de connaître est
bien court, si court qu'il me semble possible
de le renfermer dans les cinq ou six axiomes
suivants :

1º Dès qu'un enfant à la mamelle est
souffrant, le premier devoir de la mère est de
supprimer toute autre nourriture que le lait
de la nourrice ;

2º Cette prescription doit être appliquée surtout lorsque l'enfant a la diarrhée, des vomissements et des coliques ;

3º La présence des coliques se reconnaît chez l'enfant, à ses cris répétés et prolongés, à la crispation, et plus tard à l'étirement de ses traits, à la tension du ventre, pendant que les membres inférieurs sont allongés et repliés violemment ;

4º Cet accident peut d'abord être traité, en attendant l'arrivée, ou en l'absence du médecin, par la diète, des tisanes adoucissantes, riz, guimauve, feuille d'oranger, et de petits bains tièdes ;

6º Dès qu'un enfant est pris de convulsions, il convient de desserrer ses langes, de lui faire boire de l'eau de fleurs d'oranger, et d'appliquer sur ses jambes et ses cuisses des cataplasmes chauds de farine de lin, légèrement saupoudrée de farine de moutarde ;

6º Lorsqu'un enfant est chaud, agité, qu'il tousse et respire fréquemment, surtout lorsqu'il pleure au moment de la toux, il est indispensable d'appeler le médecin.

7º La même précaution doit être prise aussitôt que possible lorsque l'enfant tête avec peine, lorsqu'on aperçoit des granulations ou des plaques blanchâtres adhérentes sur la muqueuse buccale ou enfin lorsque sa voix et le bruit ordinaire de la toux prennent un timbre sourd et enroué.

8° La présence des vers dans les organes digestifs peut être soupçonnée grâce à la fadeur spéciale de l'haleine, à la dilatation des pupilles, aux démangeaisons vers la région du nez. Il est permis, si d'ailleurs l'enfant n'a pas de diarrhée, de lui donner quelques légers vermifuges et de préférence un peu de santonine à la dose de cinq, dix centigrammes, selon que l'enfant est dans sa première ou seconde année.

9° Les gourmes, teigne simple, ou croûtes de lait doivent être ménagées : on ne doit employer contre elles un traitement local, que pris dans la classe des émollients ; et l'on ne doit attendre quelques effets réellements utiles que d'un traitement général dépuratif, dérivatif, et tonique formulé et dirigé par le médecin.

ÉPILOGUE.

Nous voilà maintenant parvenus à la fin de la tâche que nous nous étions imposée. Eclairer la mère sur ses véritables devoirs, les lui faire accepter sans murmure, et remplir utilement et consciencieusement, tel est le but que nous avons essayé d'atteindre. Puissent nos faibles efforts trouver leur récompense dans le bien que ces pages pourront faire à celles qui nous liront.

Mais, en cette matière, et devant une indifférence malheureusement trop fréquente, la persuasion et la force de la raison auront-elles complètement le dessus?... Il est permis d'en douter.

Faudrait-il, comme le veulent certains confrères, et comme le pensent en ce moment même nos législateurs, multiplier les obligations administratives de la nourrice, et forcer même plus tard par un décret formel, toutes les mères qui peuvent le faire utilement à nourrir elles-mêmes leurs enfants?... Nous croirions cette intervention inopportune, et toute idée semblable mal venue.

L'esprit Français, naturellement frondeur,

très susceptible sur la forme, se plie mal à
la sujétion administrative, et nous sommes
toujours disposés à nous écarter du bien
lui-même, dès-lors qu'il nous est légalement
imposé.

La propagande individuelle, le conseil
ami, bienveillant, répété jusqu'à satiété, les
efforts de tous les gens de bien et surtout
l'exemple des meilleures, voilà ce qu'il faut
recommander sans cesse, voilà la voie dans
laquelle sont engagées les sociétés protectrices de l'enfance, et de laquelle, je crois,
elles ne devraient jamais sortir.

Il y a bien un autre moyen, héroïque
celui-là, qui couperait bien vite la racine
même du mal en refoulant l'amour de soimême, et la soif des plaisirs désordonnés.

Ce remède-là (mais comment finir par un
sermon un livre qui commence comme un
roman), ce remède-là, ce sont les convictions religieuses qui l'apporteraient avec
elles, j'entends les convictions religieuses,
méditées et pratiquées tous les jours.

En effet, toutes les femmes qui croient à
un Dieu personnel, conscient, rémunérateur
et vengeur, ne peuvent échapper à la loi que
ce Dieu lui-même a suffisamment promul-
guée, qu'il a gravée d'ailleurs dans tous les
cœurs, la loi du devoir maternel.

Mais, il est dans notre époque troublée

deux sortes de scepticisme ; un scepticisme avoué, publié même, reçu, bien porté, et qui ne cache point sa négation, et un autre inconscient qui n'est que le résultat du premier. Celui-là, on le respire avec l'air, on le revêt avec l'habit à la mode, on s'en imprègne sans le savoir. C'est celui-là qui fait que la mère néglige ses devoirs pour vaquer à ses plaisirs, s'épargner une peine ou faire un bénéfice.

Pourtant ces plaisirs sont souvent, aux yeux de la religion, coupables ; la passion effrénée du gain, c'est de l'avarice. Cela est clair, certain, éternel, aucune division des grandes religions judaïque et chrétiennes ne l'a jamais nié.

Eh bien ! mettons la conduite en face de la doctrine !... La femme qui, de parti pris, bien éclairée, sachant ce qu'elle devrait faire, laisse là son devoir, pour satisfaire plus librement ses caprices, courir à ses plaisirs, contenter en un mot ses passions, comment celle-là pourra-t-elle s'arranger avec Dieu ?...

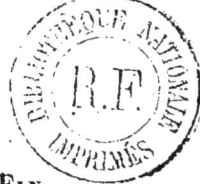

Fin.

TABLE

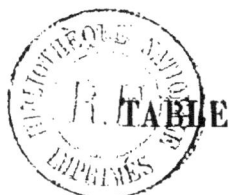

RODEZ, IMPRIMERIE Vᶜ E. CARRÈRE.